Oltersdorf

Chronische Entzündungen – Reizarm essen

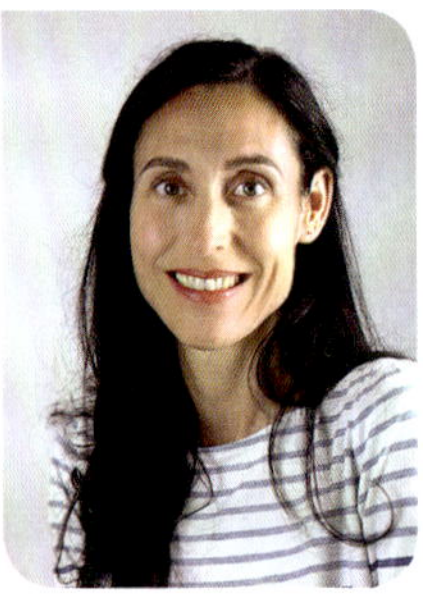

Dr. med. Daniela Oltersdorf ist Frauenärztin und arbeitet in einer gynäkologischen Gemeinschaftspraxis im schwäbischen Calw. Seit einigen Jahren ist sie von Intoleranzen gegen Histamin, Fructose und Laktose betroffen. Daher beschäftigt sie sich mit der Rolle der Ernährung bei chronischen Entzündungen – als Ärztin und Wissenschaftlerin wie auch ganz praktisch mit dem Erproben neuer Rezepte in der Küche. Sie schreibt auf Instagram unter fraudoktor_o

Dr. med. Daniela Oltersdorf

Chronische Entzündungen – Reizarm essen

Hilfe bei Rheuma, Blasenentzündung, Sinusitis, Neurodermitis & Co. Das 4-Wochen-Programm mit 110 Rezepten

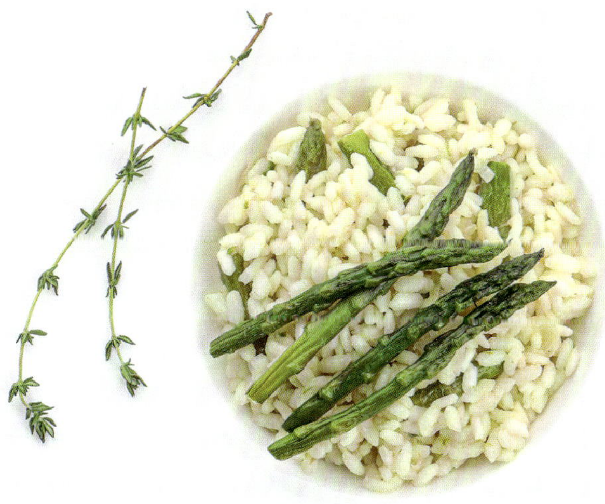

TRIAS

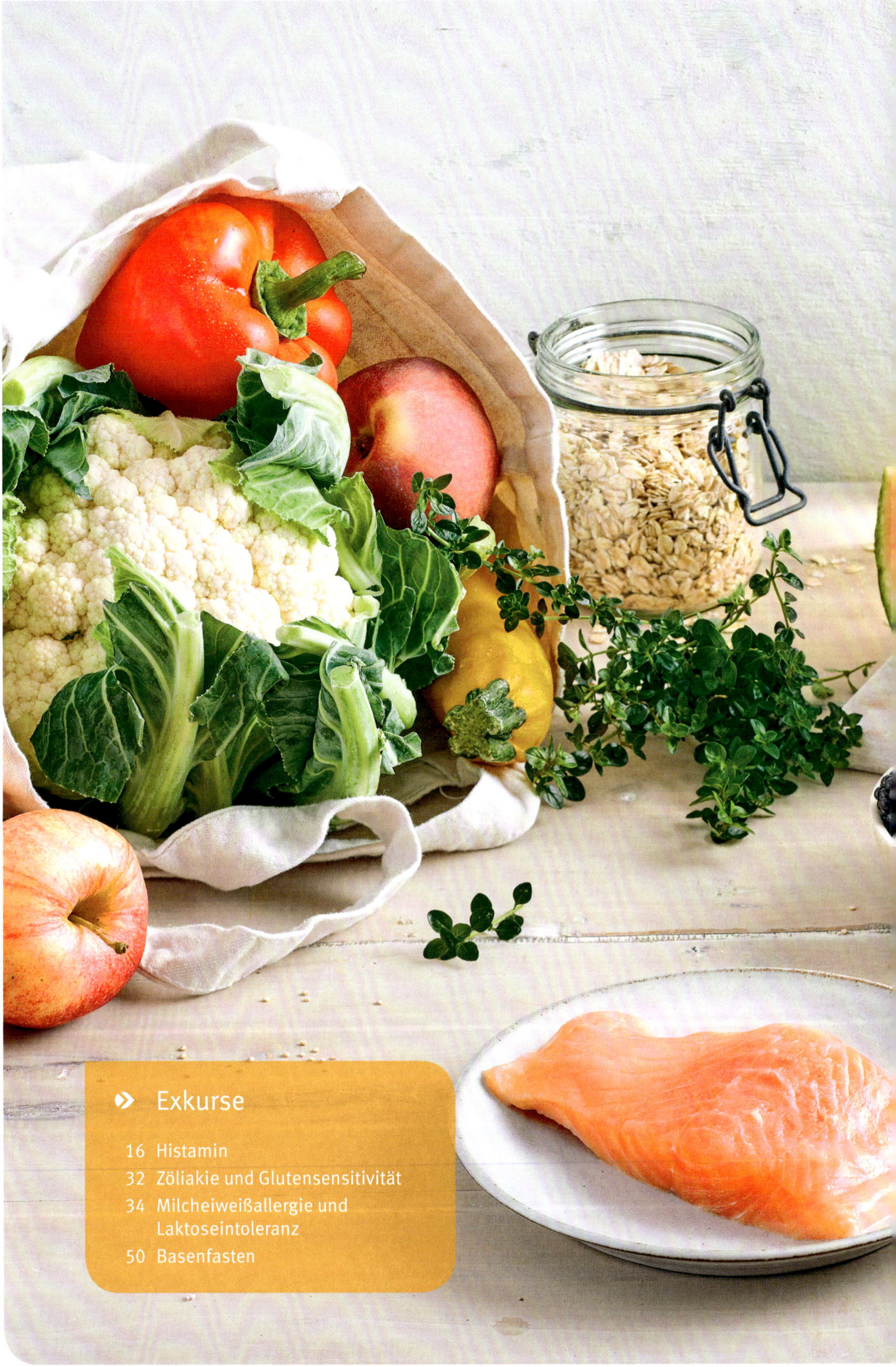

Exkurse

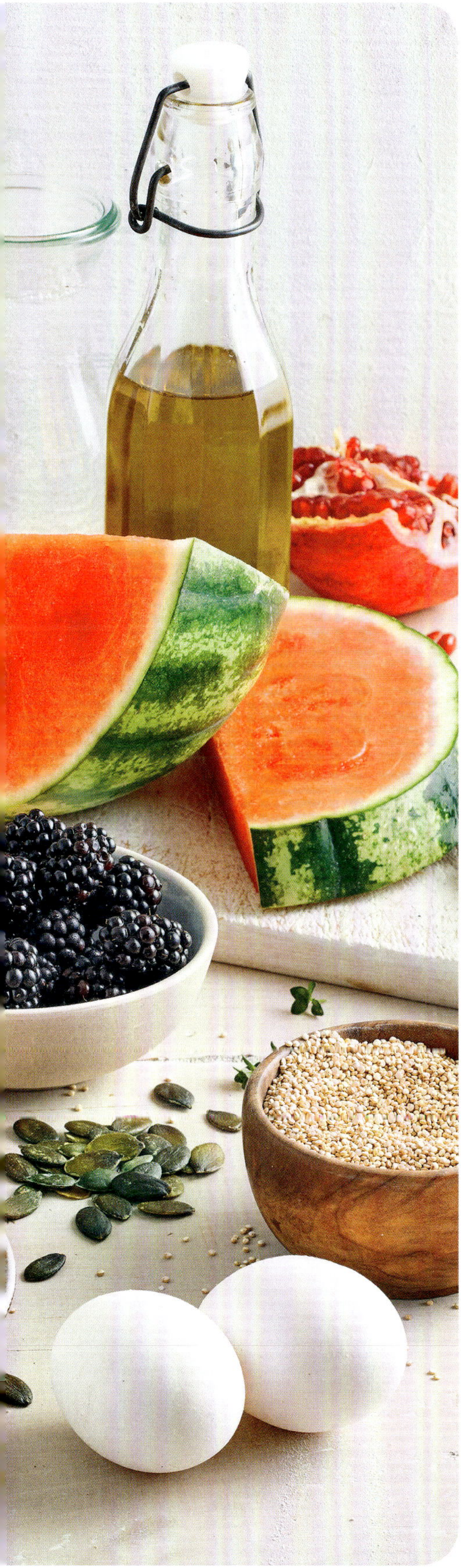

Das Rezept zum Coverfoto (Klassisches Risotto) finden Sie auf Seite 156.

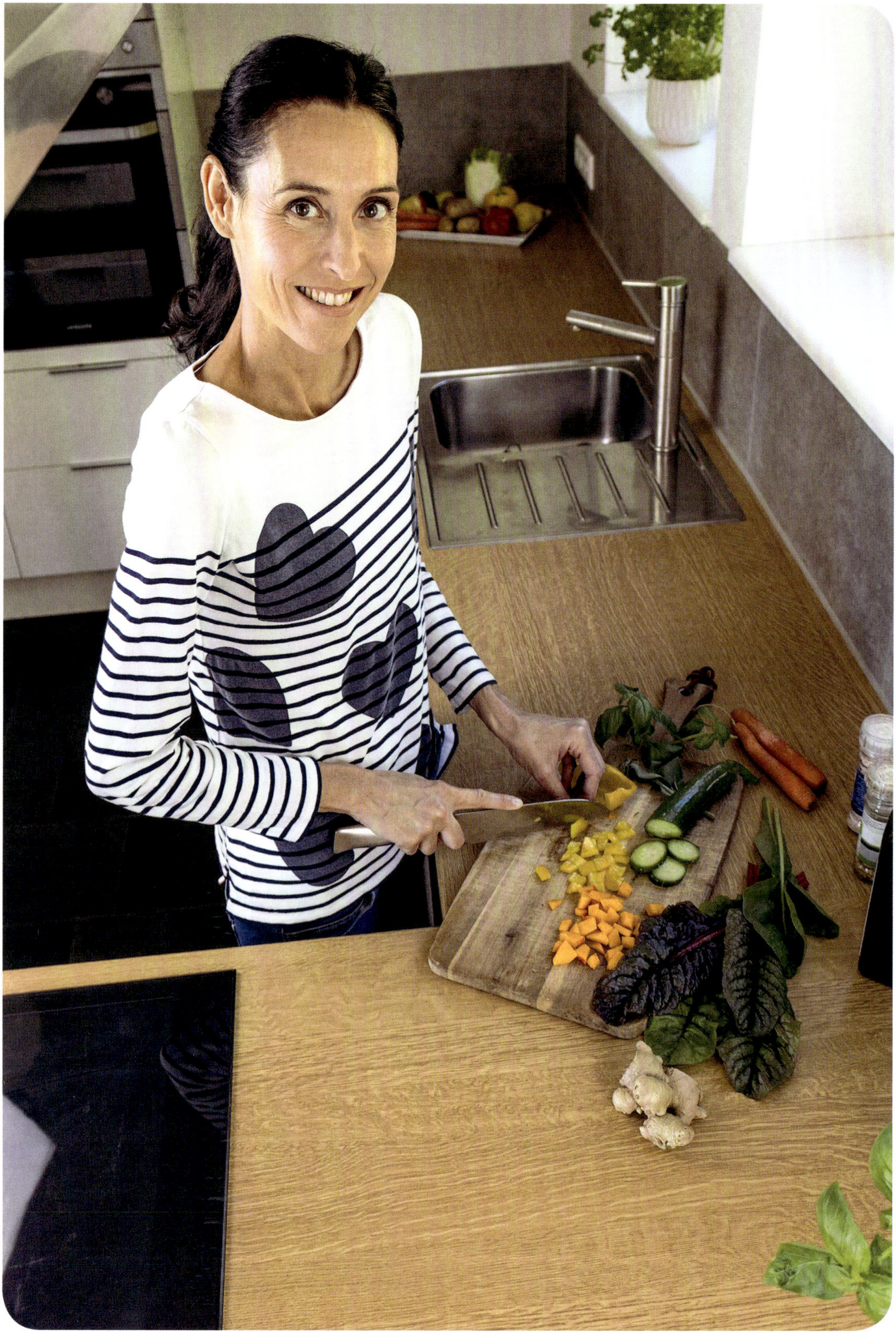

Liebe Leserinnen und Leser,

in diesem Buch möchten wir uns mit Entzündungen befassen und aufzeigen, welche Möglichkeiten es gibt, Beschwerden zu verringern und auch chronische Entzündungen abklingen zu lassen.

Da Sie dieses Buch in Händen halten, leiden Sie wahrscheinlich wie so viele andere unter immer wiederkehrenden Entzündungen, die Ihnen Beschwerden bereiten und das Leben phasenweise schwer machen. Egal, ob Sie unter autoimmun geprägten Entzündungen leiden, bei denen der Körper sich selbst angreift (z. B. bei Rheuma), ob eigentlich harmlose Substanzen von außen starke Immunreaktionen im Körper auslösen (z. B. bei Allergien) oder ob Sie immer wieder bakterielle oder virale Entzündungen der Nasennebenhöhlen, der Haut oder der Blase durchmachen: Es gibt die Möglichkeit, diesen Kreislauf zu durchbrechen. Selbst Leiden wie Endometriose, Dysmenorrhoe oder häufige Kopfschmerzen können im Zusammenhang mit Entzündungen stehen und durch das konsequente Ausschalten von Entzündungstriggern positiv beeinflusst werden.

In diesem Buch erfahren Sie, wie Entzündungen entstehen, was ihr Auftreten begünstigt, welche Krankheitsbilder sich daraus ergeben und wie Sie sie letztendlich in den Griff bekommen können. Wir werden erfahren, wie ungünstige Lebensmittel in unserem Körper Entzündungen triggern können und wie sie zu meiden oder zu ersetzen sind.

Das Herzstück des Buches bildet das 4-Wochen-Antientzündungsprogramm, bei dem problematische Lebensmittel zunächst rigoros weggelassen und dann möglicherweise verträgliche Produkte nach und nach wieder in den Speiseplan aufgenommen werden. Dabei hilft auch der umfassende Rezeptteil. So finden Sie Schritt für Schritt heraus, was Sie persönlich gut vertragen und was Ihren Entzündungen Futter liefert – auf dem Weg zu weniger Beschwerden und dafür zu mehr Wohlbefinden!

Ich wünsche Ihnen viel Erfolg mit meinem Buch,

Ihre Daniela Oltersdorf, im Herbst 2022

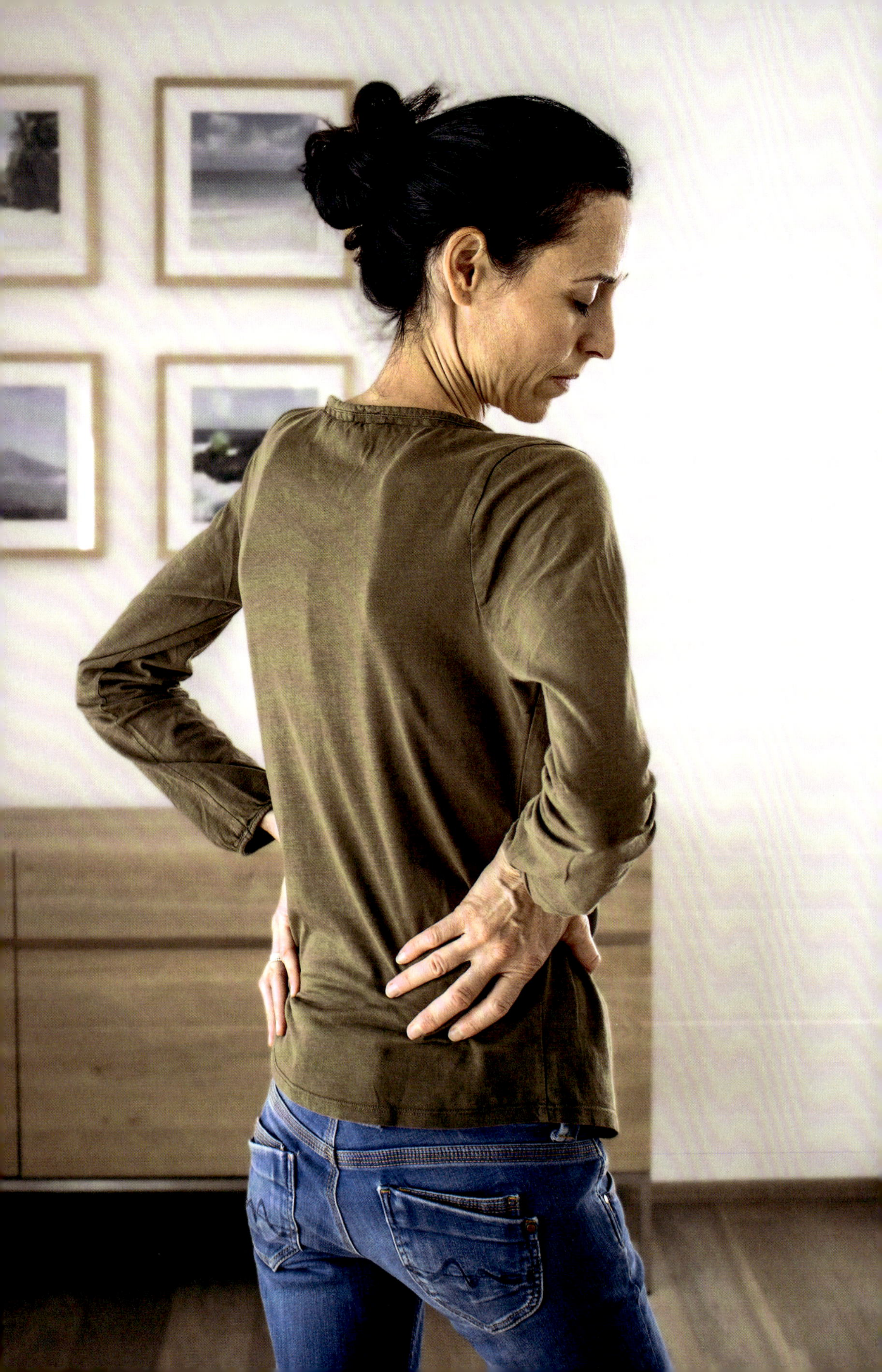

Entzündungen – die Basics

Was passiert bei einer Entzündung im Körper, welche Entzündungskrankheiten gibt es und wie sieht die jeweilige klassische Behandlung aus?

Was ist eine Entzündung?

Um sich dem Thema zu nähern, ist es zunächst sinnvoll den Begriff der Entzündung zu klären. Wie wird er definiert und wie läuft eine Entzündung in unserem Körper ab?

Eine Entzündung (Inflammation) ist schmerzhaft, aber auch für etwas gut. Was aber, wenn sie überhandnimmt und zu weiteren Beschwerden führt? Dieser Frage soll in diesem Buch nachgegangen werden. Dafür ist es zunächst notwendig, die Prozesse in unserem Körper anzusehen, die bei einer Entzündung ablaufen.

Die Definition

Unter einer Entzündung versteht man die lokale und systemische Reaktion des Körpers auf einen inneren oder äußeren Reiz, der die physiologischen, also die normalen und gesunden Abläufe im Organismus gefährdet. Das Ziel der Entzündung ist es, den schädigenden Reiz zu beseitigen, zu inaktivieren oder zu kontrollieren und die Voraussetzung für Reparaturvorgänge zu schaffen. So ist sie der Ausdruck einer Immunreaktion unseres Körpers. Leider ist diese Immunantwort nicht völlig spezifisch gegen den auslösenden Reiz gerichtet; so wird bei einer Entzündungsreaktion stets auch gesundes Gewebe geschädigt.

Eine Klassifizierung

Natürlich lassen sich verschiedene Entzündungsarten unterscheiden. So kann man sie nach ihrem zeitlichen Verlauf in akute Entzündungen, subakute oder chronische Entzündungen einteilen sowie in rezidivierende, also sich wiederholende, oder in perakute, plötzlich auftretende, sehr schwere Entzündungen. Des Weiteren kann man Entzündungen auch nach ihrer Ausbreitung in lokale (z. B. Blasenentzündung) oder generalisierte (z. B. Rheuma) unterteilen sowie nach ihrer Spezifität oder dem makroskopischem Aspekt. So gibt es eitrige oder hämorrhagische (blutige) Entzündungen.

Übrigens: Zur Vereinheitlichung enden die Namen von Entzündungskrankheiten häufig auf »-itis« wie bei Gastritis, Arthritis oder Zystitis.

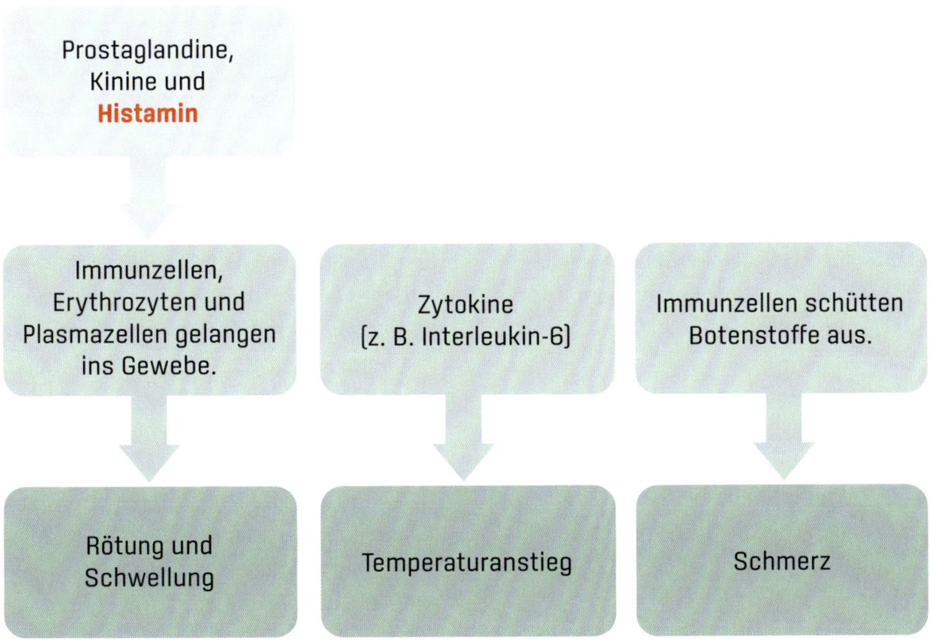

Symptome einer Entzündung und ihre Mediatoren

Akute und chronische Entzündungen

Besonders wichtig ist die Unterscheidung zwischen einer akuten und einer chronischen Entzündung. Akute Entzündungen sind zeitlich sehr begrenzt und biologisch immer sinnvoll, da es einen konkreten Auslöser gibt, der zu beseitigen ist. Stellen Sie sich eine Wunde am Fuß vor, in die Schmutz eingedrungen ist. Durch die Entzündung (Schmerz, Rötung, ggf. Eiter) bemerken wir diese Wunde möglicherweise erst und erkennen, dass wir hier etwas tun müssen. Chronische Entzündungen bestehen dagegen über viele Wochen, wenn nicht Monate oder Jahre hinweg. Sie sind häufig Folge einer Über- oder Fehlreaktion. Klare Kennzeichen und Symptome fehlen meist ebenso wie ein einziger messbarer Auslöser (z. B. bei der Darmerkrankung Morbus Crohn).

Die Auslöser

Auslöser für Entzündungen sind in den allermeisten Fällen Erreger wie zum Beispiel Bakterien, Viren, Pilze oder Parasiten sowie verletzte oder beschädigte Organe (Bluterguss, Prellung) und neu entstandenes Gewebe infolge von Verletzungen, Verbrennungen oder Verätzungen. Darüber hinaus können ebenfalls mechanische Reize wie Fremdkörper oder Druck, physikalische Faktoren wie UV-Licht oder extreme Wärme (Sonnenbrand) und Kälte (Erfrierungen) sowie chemische Stoffe und Schwermetalle Entzündungen in unserem Körper verursachen.

Der Ablauf

Im menschlichen Körper werden Entzündungen an verschiedenen Stellen immer von einer gleich ablaufenden Entzündungskaskade hervorgerufen. Manchmal geschieht dies zu Recht wie bei einer bakteriell infizierten Wunde, manchmal handelt es sich auch um eine überschießende Immunreaktion, wie bei der Wespengift- oder einer Nahrungsmittelallergie.

Das klassische »Bild« besteht aus einer Rötung, einer Schwellung, der Überwärmung, dem Schmerz und der Funktionseinschränkung. Diese Anzeichen haben die Ärzte Aulus Cornelius Celsus und Galenos von Pergamon (Galen) bereits in der Antike beschrieben.

Die Rötung und Schwellung erfolgt durch die Durchlässigkeit der Blutgefäße (Diapedese), wobei Immunzellen, Erythrozyten und Plasmazellen vom Blut in das umliegende Gewebe gelangen. Die Durchlässigkeit wird durch Mediatoren wie Prostaglandine, Kinine und – ganz wichtig – Histamin (Seite 16) ausgelöst. Die Temperaturerhöhung wird durch Zytokine wie Interleukin-6 über Prostaglandine ausgelöst. Der Schmerz erfolgt durch die Ausschüttung von Botenstoffen durch die Immunzellen und dient der Ruhigstellung des betroffenen Körperteils. Neben den genannten lokalen Entzündungszeichen gibt es auch Allgemeinreaktionen mit Fieber, Nachtschweiß und Krankheitsgefühl.

Die Rolle des Immunsystems

Die Aufgabe unseres Immunsystems besteht darin, den Körper unangreifbar für schädliche Einflüsse wie Viren, Bakterien, Pilze, Parasiten, Gifte und maligne Zellen zu machen. Es besteht hauptsächlich aus B- und T-Lymphozyten (kurz B- und T-Zellen) und Generationsorte sind das Knochenmark, die Lymphknoten und die Milz. Darüber hinaus findet sich an oberflächenexponierten Geweben wie dem Bronchialsystem, dem Gastrointestinaltrakt, dem Genitalsystem und der Brust der Frau mukosaassoziiertes lymphatisches Gewebe, welches auch reagieren kann.

Die Aufgaben der Immunzellen

Vereinfacht gesagt, beginnt eine Immunreaktion damit, dass ein Antigen, auch Allergen genannt, auf geeignete Zellen trifft. Wesentlich sind dabei Regulations-, Helfer- und Suppressorzellen zu nennen. Nach abgelaufener Immunantwort sorgen langlebige Plasmazellen für eine andauernde Antikörperproduktion. Wichtiger noch sind verbleibende Gedächtniszellen, die bei erneutem Kontakt mit einem Auslöser zu einer viel rascheren Immunantwort führen.

T-Zellen sind für eine zelluläre Immunantwort zuständig, wie sie bei Ekzemen und der Kontaktdermatitis auftritt, B-Zellen für eine humorale Antwort, bei der Antikörper ins Blut abgegeben werden, wie bei Asthma, Urtikaria, Arthritis und der allergischen Gastroenteropathie.

Was ruft eine Immunreaktion hervor?

Natürlich gibt es äußere und innere Aspekte, die einen Einfluss auf unser Immunsystem haben können. Äußerliche Faktoren sind u.a. Schadstoffe (z.B. Schwermetalle und Zigarettenrauch), Mangelernährung, Strahlung und Medikamente. Zu den internen Einflüs-

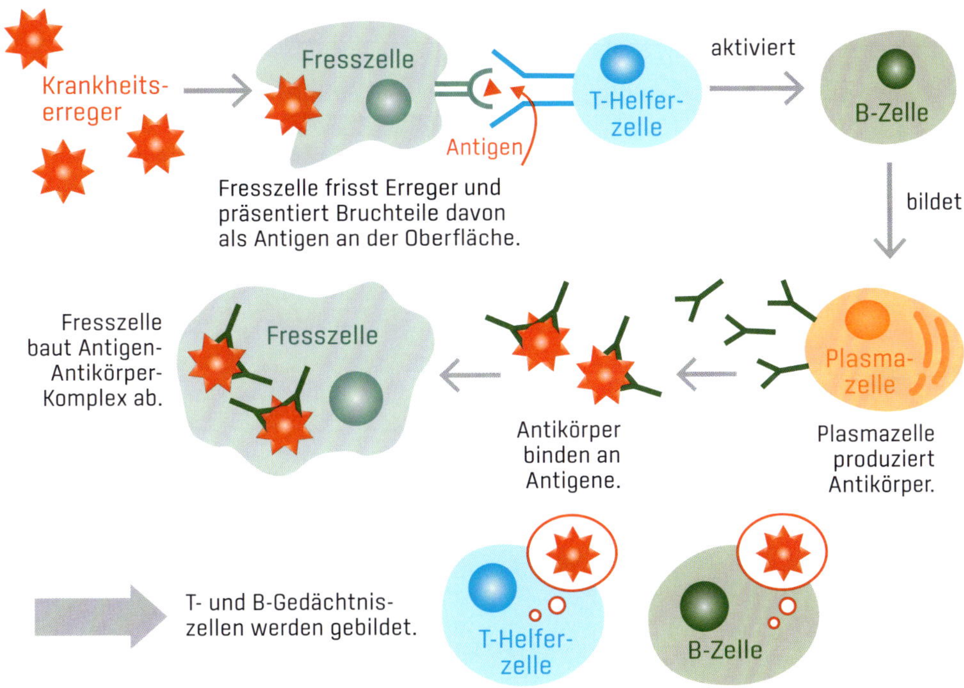

Die Zellen des Immunsystems

sen gehören dagegen Hormone (Cortisol, Geschlechtshormone), Stress, eine erschöpfende körperliche Tätigkeit, die Pubertät, die Schwangerschaft und das Klimakterium (Wechseljahre).

Weitere Einflüsse

Zu erwähnen ist noch der Einfluss des Lebensalters: In der Jugend sind die Reaktionen viel stärker ausgeprägt als im Senium. Eine Sonderrolle spielt hierbei die Genetik: Die für die Immunantwort entscheidenden Gene liegen auf dem 6. Chromosom und sind im Haupthistokompatibilitätskomplex (MHC) vereint. Die von ihm kodierten Merkmale finden sich auf Zellmembranen, wobei das Wichtigste das HLA-System darstellt, welches vor allem bei Transplantationen entscheidend ist.

Was ist eine gesunde Immunreaktion?

Immungesund ist, wer von den in ihm ablaufenden Immunreaktionen nichts bemerkt und sie schadlos übersteht. Demnach ist eine Immunkrankheit als jede Situation zu definieren, bei der die Reaktionsweise des Immunsystems den Boden für Symptome oder eine Funktionsstörung bereitet.

Inadäquate Reaktionen machen krank. Man unterteilt sie in 2 Gruppen: die überschießende und die unzureichende Immunreaktion. Wobei wir uns in diesem Buch, das sich ja mit Entzündungen beschäftigt, auf die überschießende Immunreaktion konzentrieren. Unter einer Hypersensitivität versteht man Krankheiten bzw. Symptome, die durch eine solche überschießende Immunreaktion hervorgerufen werden, also durch eine Immunantwort auf Antigene, die normalerweise nicht infektiös sind und unter physiologischen Bedingungen keine Reaktionen hervorrufen.

Die Diagnose

In der Labormedizin hat man verschiedene Testverfahren zur Feststellung einer Entzündung. Mit ihrer Hilfe ergibt sich ein Blutbild, das die Werte zu Leukozyten, C-reaktivem Protein (CRP), Blutsenkungsgeschwindigkeit (BSG), Procalcitonin, Fibrinogen und Tumornekrosefaktor-alpha (TNF-α), Interleukin-6 und -1 sowie Interferon-gamma und -alpha beinhaltet. Liegt ein Wert oder liegen gleich mehrere Werte außerhalb des Referenzbereichs, kann dies ein Hinweis auf eine Entzündung im Körper sein.

Das Blutbild

Parameter	Referenzbereich
Leukozyten	3,5–9,8 Tsd./µl
CRP	bis 5 mg/l
BSG	bis 15 ml/h (Männer unter 50 Jahren); bis 20 ml/h (Männer über 50 Jahre); bis 20 ml/h (Frauen unter 50 Jahren); bis 25 ml/h (Frauen über 50 Jahre)
Procalcitonin	bis 0,5 µg/l
Fibrinogen	1,7–4,2 g/l
TNF-α	bis 8,1 pg/ml
Interleukin-6	6–10 pg/ml
Interleukin-1	bis 5 pg/ml
Interferon-gamma	bis 0,8 IU/ml

Die Behandlung

Bei der Behandlung von Entzündungskrankheiten sollten zunächst natürlich etwaige Ursachen behoben werden. So wird eine infizierte, dreckige Wunde als Erstes gesäubert und dann möglicherweise mit einer antibiotischen Salbe behandelt. Bei einer bakteriellen Entzündung der Blase wird zunächst dazu geraten, viel zu trinken. Führt dies zu keiner Besserung, kann zudem ein Antibiotikum verschrieben werden.

Außerdem kann eine sog. Entzündungshemmung angewandt werden, um den Schmerz, die Schwellung und die Funktionseinbuße zu reduzieren. Darunter versteht man die körpereigene oder therapeutische Abschwächung, bei der jedoch die Ursache der Entzündung nicht beseitigt wird. Dabei können einerseits physikalische Maßnahmen zum Tragen kommen – etwa der gezielte Einsatz von Kälte, die entzündungshemmend wirkt, weil sie den Stoffwechsel herabsetzt, die Durchblutung mindert und die Schmerzrezeptoren desensibilisiert. Außerdem kann die Ruhigstellung eines entzündeten Gelenks zum Beispiel bei Rheuma dabei helfen, den Schmerz zu lindern.

Wenn diese schonenden Behandlungsmaßnahmen nicht weit genug greifen, ist andererseits eventuell der Einsatz von Medikamenten notwendig: Antiphlogistika oder Antiinflammatorika dienen etwa der Entzündungshemmung. Künstliche Glucocorticoide (angelehnt an das körpereigene entzündungshemmende Hormon Cortisol) werden außerdem als Immunsuppressiva eingesetzt oder bei Autoimmunerkrankungen verwendet.

Ein Ausblick auf das 4-Wochen-Programm

Mittlerweile gibt es jedoch sehr viele Studien und Untersuchungen darüber, wie man eine Entzündungserkrankung über die Veränderung der Lebensweise eindämmen oder sogar abschwächen kann. Und genau das ist der Punkt, an dem dieses Buch mit seinem 4-Wochen-Programm (Seite 60) und den dazugehörigen Rezepten (Seite 83) ansetzen soll.

Die Säulen unserer Gesundheit und damit unseres Wohlbefindens sind:

- eine gute Verdauung,
- Stressreduktion (Sympathikus-Dominanz abschwächen),
- guter und ausreichender Schlaf,
- Muskelaufbau und generell körperliche Aktivität (wirken antientzündlich durch Hormonfreisetzung aus den Muskelzellen),
- eine entlastete Leber (lebertoxische Stoffe reduzieren),
- nährstoffreiches, histaminarmes Essen,
- Sonne (Vitamin D).

Mit der ersten Säule, der Verdauung, werden wir uns in Woche 1 unseres 4-Wochen-Programms (Seite 62) beschäftigen. In dieser gewähren wir unserem Darm eine Pause und belasten ihn nicht mit zu komplexen Speisen oder gar Fertigprodukten.

Sehr wichtig für unser Wohlbefinden ist es zweitens, Stress zu reduzieren. Unser autonomes Nervensystem, welches wir nicht beeinflussen können, hat sehr großen Einfluss auf unser Stresslevel, unsere Verdauung und die Qualität unseres Schlafes, daher wird es Thema der zweiten Woche sein (Seite 67). Da Stressreduktion sich nicht sofort auswirkt, nehmen wir sie uns gleich zu Beginn vor. Wir werden sehen, welche zahlreichen Möglichkeiten es gibt, unseren Parasympathikus zu stärken.

Die dritte Säule, guter und ausreichender Schlaf, werden wir in Woche 3 angehen (Seite 71). Bei chronischen Krankheiten ist guter Schlaf nicht verhandelbar, denn während wir schlafen, hat unsere Körper Zeit zu regenerieren.

In unserer letzten gemeinsamen Woche nehmen wir dann unseren täglichen Bewegungslevel, sportliche Aktivitäten und unsere körperliche Fitness in den Fokus, denn mehr Muskelmasse bedeutet für unseren Körper auch mehr Energie (Seite 74).

Ihre Leber entlasten Sie zunächst während des dem 4-Wochen-Programm vorangehenden Detox-Tages (Seite 60) und dann weiterhin mithilfe der köstlichen Gerichte im ausführlichen und abwechslungsreichen Rezeptteil (Seite 83). Darüber hinaus sollten Sie auf eine ausreichende Versorgung mit Sonnenlicht bzw. Vitamin D in den Wintermonaten immer achten. Im Zweifelsfall können Sie auch auf ein Nahrungsergänzungsmittel zurückgreifen.

Histamin

Histamin ist ein wichtiger Botenstoff für unseren Körper. Wenn es im Übermaß vorhanden ist, begünstigt es das Auftreten von Entzündungen.

Wie bereits kurz erwähnt, spielt Histamin eine Rolle beim typischen Ablauf einer Entzündung, indem es die Durchlässigkeit der Blutgefäße erhöht und so dazu führt, dass Abwehrzellen in das umliegende Gewebe eindringen. Zu viel Histamin im Körper sorgt dafür, dass die Entzündungsherde nicht abklingen können, sondern stattdessen immer weiter befeuert werden. Aber woher kommt das Histamin?

Histamin aus unserer Nahrung

Histamin wird durch Bakterien in Nahrungsmitteln produziert, die einen langen Reifungsprozess durchlaufen – etwa in gereiftem Käse oder luftgetrockneter Salami. Dieses Bakterienwachstum läuft bei höheren Temperaturen schneller und bei niedrigen Temperaturen langsamer ab. Und das ist gut zu wissen für unseren alltäglichen Umgang mit Lebensmitteln, da das bedeutet, dass wir sie nur gut gekühlt transportieren und Speisen, die einmal erhitzt wurden, nicht erneut aufwärmen sollten, wenn wir Histamin meiden möchten.

Körpereigenes Histamin

Wir nehmen Histamin nicht nur über die Nahrung auf, sondern auch unser Körper produziert es zur Hälfte selbst. Dabei wird es hauptsächlich in den Mastzellen gespeichert und bei einem Reiz als Botenstoff ausgeschüttet. Das geschieht etwa bei Allergien, wenn ein Allergen durch Immunglobulin E (IgE) an die Mastzellen gebunden wird. Die Freisetzung kann aber auch von IgE unabhängig erfolgen. Die Histaminfreisetzung wird durch Stimuli wie Zytokine, die bei Entzündungen ausgeschüttet werden, und Bindung der Komplementfaktoren hervorgerufen. Solche »nicht allergischen« Histaminliberatoren können verschiedene Medikamente, Nahrungsmittel, chemische und physikalische Reize (Kälte), Hypoxie, Neuropeptide oder Enzyme sein.

Was bewirkt das Histamin im Körper?

Das Histamin kann in unserem Körper an 4 Rezeptoren andocken:

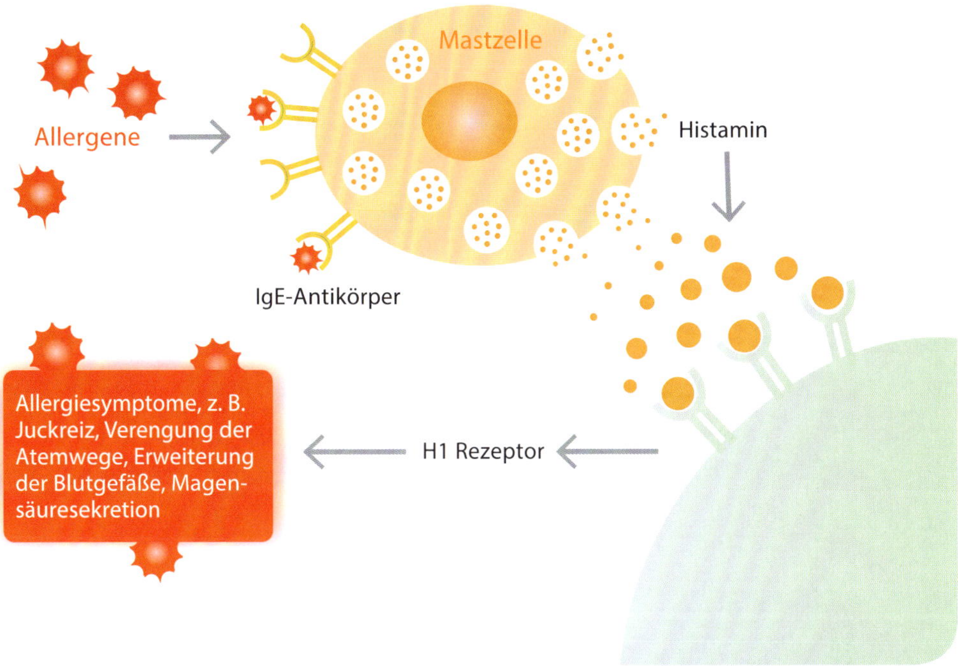

Die Mastzellen speichern Histamin und schütten es bei einem Reiz aus.

- H_1 für allergische Reaktionen (z. B. Heuschnupfen, Asthma), Urtikaria (Nesselsucht) und die Erweiterung der Blutgefäße und deren Durchlässigkeit
- H_2 für die Magensaftproduktion
- H_3 ist ein Rezeptor im Gehirn.
- H_4 ist für den Juckreiz verantwortlich.

Wie wird Histamin abgebaut?

Histamin kann über die Diaminoxidase (DAO) und über die Histamin-N-Methyltransferase (HNMT) abgebaut werden. DAO ist ein Enzym, welches in den Darmzellen gebildet wird und bei Schädigung dieser Zellen (Enterozyten) vermindert vorhanden sein kann. Weitere Bildungsstätten sind die Niere, die Leber, weiße Blutkörperchen und bei Schwangeren die Plazenta (das ist auch der Grund, warum die Histaminintoleranz (HIT) in der Schwangerschaft verschwindet). Außerdem können Alkohol, biogene Amine und Medikamente die DAO hemmen. Die HNMT baut hauptsächlich intrazelluläres Histamin ab (z. B. in der Leber, den Nieren, den Bronchien und dem zentralen Nervensystem), die DAO dagegen extrazelluläres. Es gibt darüber hinaus noch weitere Möglichkeiten des Histaminabbaus, nämlich über die Acetylierung, die Oxidation (z. B. durch Vitamin C) und die Hydroxylierung.

Das Histaminfass

Jeder Mensch hat einen individuellen Schwellenwert für ein Zuviel an Histamin. Man kann sich das wie ein Fass vorstellen, das sich nach und nach mit körpereigenem und durch die Nahrung aufgenommenem Histamin füllt. Irgendwann kann der Körper das Histamin nicht mehr so schnell abbauen, wie es gebildet und von außen zugeführt wird. In der Folge läuft das Fass über und es kommt vermehrt zu Entzündungsprozessen in unserem Körper.

Die Krankheitsbilder

Entzündungen im Körper können ganz verschiedene Krankheiten hervorrufen. Welche sind das, wie sehen sie aus und wie lassen sie sich behandeln?

Die Krankheitsbilder, mit denen wir uns im Folgenden beschäftigen werden, sind Rheuma, Zystitis (Blasenentzündung), Sinusitis (Nasennebenhöhlenentzündung), Endometriose, Neurodermitis, Asthma und Histaminintoleranz. Eventuell ist eine davon bei Ihnen neu aufgetreten und Sie möchten mit der Veränderung Ihrer Ernährung oder Lebensweise selbst tätig werden und für mehr Wohlbefinden sorgen. Oder Sie leiden schon lange darunter und die Erkrankung ist bereits chronisch.

Rheuma

Rheuma ist eine chronisch-entzündliche Systemerkrankung, die durch eine Synovialitis (Entzündung der Gelenkschleimhaut) zu Arthritis, Bursitis (Schleimbeutelentzündung) und Tendovaginitis (Sehnenscheidenentzündung) führt. Häufig finden sich darüber hinaus auch extraartikuläre Manifestationen, das heißt, nicht nur Gelenke können von Rheuma betroffen sein.

Häufigkeit

Etwa 1 Prozent der Weltbevölkerung ist von einer Rheumaerkrankung betroffen, wobei das Verhältnis von Frauen zu Männern bei 4:1 liegt. Meist tritt die Krankheit zum ersten Mal zwischen dem 30. und 50. Lebensjahr in Erscheinung. Es gibt zusätzlich eine genetische Disposition, das heißt, dass Rheuma vererblich ist.

Symptome

Zu Beginn sind nur einzelne Gelenke mit einer asymmetrischen Verteilung betroffen. Im weiteren Verlauf kommt es zu einer symmetrischen Beteiligung der kleinen Gelenke, wobei Knorpel und auch Knochen zerstört werden. Auch die Sehnenscheiden und Schleimbeutel können in Mitleidenschaft gezogen werden. Unspezifische Symptome wie Schwäche, rasche Ermüdung, Appetitlosigkeit, Schweißneigung und die Tendenz zu subfebrilen Temperaturen (37,5–38 Grad) können sich hinzugesellen und die Lebensqualität zunehmend beeinflussen.

Bei einer Polyarthritis (rheumatoide Arthritis) sind mehrere Gelenke entzündet. Der Verlauf lässt sich in ein Früh- und in ein Spätstadium einteilen. Das Frühstadium ist gekennzeichnet durch den symmetrischen Befall der Fingergrund- und Fingermittelgelenke mit Morgensteifigkeit und Schmerzen bei Bewegung. Das Spätstadium zeichnet sich aus durch eine Gelenkzerstörung mit Gelenkverschiebung, Muskelschwund und im Entzündungsschub mit Gelenksschwellung und Gelenkserguss.

Zusätzlich kann es zu Rheumaknoten und zu Kompressionssyndromen wie Nerveneinklemmungen kommen. Außerdem kann Rheuma zu einer Organbeteiligung führen, wobei Herz, Lunge, Augen und Gefäße angegriffen werden können. Eine Spätkomplikation ist die zunehmende Versteifung der Gelenke mit einem Funktionsverlust.

Diagnostik

Als Erstes wird ein diagnostisches Gespräch mit den Betroffenen geführt. Hier kann die Ärztin oder der Arzt gezielt Fragen zu Beschwerden und dem vermuteten Krankheitsbild stellen. Dann erfolgt die weitere Diagnostik zunächst durch das Anschauen (Inspektion) der betroffenen Bereiche, wobei auf geschwollenen und überwärmte Gelenke geachtet wird. Anschließend können Blutabnahmen und bildgebende Aufnahmen gemacht werden. Hinweise für einen schweren Rheumaverlauf geben Laborwerte wie hohe Rheumafaktoren, CRP, Fieber und Anämie (Blutarmut).

Therapie

Die Rheumatherapie ist vielschichtig und ganzheitlich. Sie beinhaltet die Physiotherapie, die Ergotherapie und physikalische Behandlungen wie Wärme- oder Kältetherapie. Außerdem kommt auch eine medikamentöse Therapie einerseits mit Glukokortikoiden (GK) bei einem akuten Schub, andererseits mit Basistherapeutika wie Methotrexat, Leflunomid, Chloroquin und Sulfasalazin sowie nicht steroidalen Antiphlogistika/Antirheumatika (NSAR) hinzu. Zusätzlich besteht die Möglichkeit der chirurgischen Behandlung der von Rheuma betroffenen Gelenke.

Gut zu wissen

Interessanterweise finden sich bei einer vorliegenden Rheumaerkrankung im entzündeten Gelenkgewebe (Pannusgewebe) Mastzellen. Basierend auf dieser Entdeckung konnte eine Gruppe aus Forschenden zeigen, dass wiederum Histamin selbst der entscheidende Faktor ist. Hier wurde der Histaminrezeptor H_4 (Seite 17) als bedeutender Rezeptor identifiziert.

Blasenentzündung

Bei einer Blasenentzündung (Zystitis) liegt eine Infektion der ableitenden Harnwege vor. Erreger sind zu 90 Prozent Enterobakterien (Escherichia coli zu 80 Prozent, seltener Proteus und Klebsiellen).

Häufigkeit

Die Zystitis ist bei Frauen die häufigste Infektionskrankheit überhaupt. Sie wird begünstigt durch die kurze Harnröhre der Frau im Vergleich zu der längeren des Mannes und kommt in der Schwangerschaft, nach vaginal-operativen Entbindungen und postpartalem Harnverhalt häufiger vor.

Symptome

Die Symptome sind häufiger Harndrang und schmerzhaftes Wasserlassen. Meist tritt dabei kein Fieber auf. Es wird unterschieden, ob der Harnwegsinfekt symptomatisch, asymptomatisch, akut, chronisch, primär oder sekundär aufgetreten ist.

Eine verschleppte Blasenentzündung kann zur Nierenbeckenentzündung und im schlimmsten Fall zur Sepsis führen.

Diagnostik

Der Urin und das Urinsediment werden untersucht und eventuell wird eine Kultur aus dem Mittelstrahlurin gemacht. Dabei sind 10^6 Keime pro ml signifikant. Das bedeutet im Umkehrschluss, dass wir sehr viele Keime pro ml tolerieren können und diese Mengen als normal angesehen werden.

Gut zu wissen

Möglicherweise spielen auch bei der interstitiellen Zystitis (chronische Entzündung der Harnblase) Mastzellen eine wesentliche Rolle, da diese im Blasengewebe von Betroffenen häufiger vorkommen. Dementsprechend werden zur Behandlung auch Medikamente wie Antihistaminika eingesetzt und es wird empfohlen, sich histaminarm zu ernähren.

Therapie

Bei der asymptomatischen Bakteriurie (Ausscheidung einer signifikanten Bakterienzahl) erfolgt nur in der Schwangerschaft, bei Diabetes und bei Immunsupprimierten eine Behandlung. Je nach Ausprägung (mit oder ohne erhöhter Temperatur) sowie je nach Zusatzerkrankungen wird die Therapie mit einem Antibiotikum (1 bis 7 Tage) gestaffelt durchgeführt.

Zusätzlich sollte immer viel getrunken werden und Mannose (Einfachzucker, der die Bakterien bindet) kann unterstützend eingenommen werden.

Nasennebenhöhlenentzündung

Bei der Nasennebenhöhlenentzündung (Sinusitis) ist die Schleimhaut der Nebenhöhlen entzündet – das sind die luftgefüllten Hohlräume im Gesichtsschädel (Stirnhöhlen, Kiefernhöhlen, Siebbeinzellen und Keilbeinhöhlen), die über schmale Öffnungen mit der Nase verbunden sind. Man unterscheidet eine akute Sinusitis mit einer Dauer von 1–2 Wochen von einer chronischen, die länger als 12 Wochen dauert. Wenn sie 4-mal pro Jahr auftritt, spricht man von einer rezidivierenden Sinusitis.

Häufigkeit

Zusammen mit allergischen und viralen Erkrankungen der oberen Atemwege stellt die Nebenhöhlenentzündung eine der häufigsten Krankheiten der Atemwege dar.

Symptome

Die Hauptursache einer akuten Sinusitis sind zu 90% virale Infekte der Nase, so geht meist der Sinusitis ein Schnupfen voraus. Infolge der geschwollenen Nasenschleimhaut läuft das gebildete Sekret nicht mehr ausreichend aus den Nebenhöhlen ab. Vermehren sich dort Keime, kommt es zur Entzündung. Sind mehrere Nebenhöhlen entzündet, spricht man von einer Pansinusitis. Die häufigste Form der Sinusitis sind die Kieferhöhlen- und die Siebbeinzellenentzündung.

Die wichtigsten Anzeichen einer akuten Sinusitis sind Schnupfen, Kopfschmerzen und Druckgefühl im Kopf, vor allem beim Vorwärtsneigen des Oberkörpers. Bei einer schweren Sinusitis können auch Symptome wie Fieber, Abgeschlagenheit und Sehstörungen hinzukommen.

Diagnostik

Zunächst wird in einer HNO-Praxis die Anamnese erhoben, bei der nach Dauer, Art und Ausmaß der Beschwerden gefragt wird. Anschließend wird mittels Nasenspiegelung (Rhinoskopie) die Nase von innen begutachtet. Zusätzlich können ein Ultraschall oder eine Röntgenuntersucheng zeigen, ob sich Sekret oder Flüssigkeit in den Nebenhöhlen aufgestaut haben. Weitere bildgebende Untersuchungsmöglichkeiten sind das MRT und das CT.

Therapie

Die akute Sinusitis kling oft nach 2–4 Wochen von allein wieder ab. Der Heilungsprozess lässt sich mit Medikamenten (wahlweise auch mit rein pflanzlichen), die die Schleimhaut abschwellen lassen, unterstützen. Antibiotika sind nur sinnvoll bei einer bakteriellen Sinusitis. Nasenspülungen und Inhalationen helfen oft bei der Behandlung einer chronischen Nasennebenhöhlenentzündung. Tatsächlich lindern auch weitere Hausmittel wie Kochsalznasentropfen, Brustwickel, Kompressen oder Heilpflanzentees die Beschwerden.

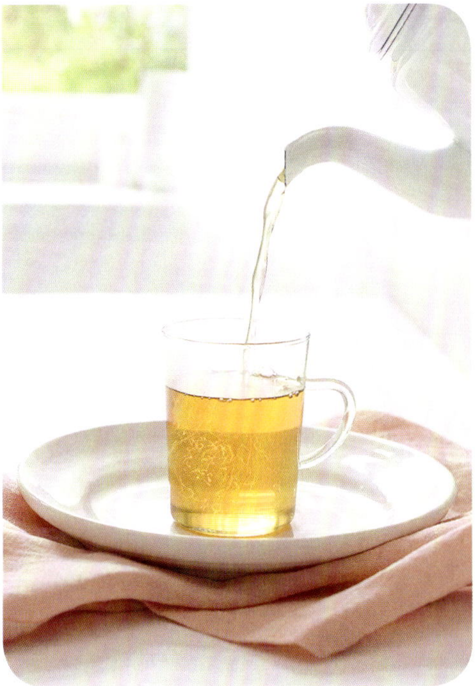

Hausmittel wie Kräutertees können den Heilungsprozess bei einer Sinusitis gut unterstützen.

Die chronische Sinusitis beruht oft auf anatomischen Engstellen der Nase, die die Belüftung der Nebenhöhlen behindern. Dazu zählen Verkrümmungen der Nasenscheidewand oder große Nasenpolypen. Bei einer chronischen Sinusitis richtet sich die Behandlung nach ihrer Ursache. So könnten Allergien oder auch Zahnentzündungen dahinterstecken, die es zu behandeln gilt.

Gut zu wissen

Falls Unverträglichkeiten vorliegen (Gluten, Histamin, Milcheiweiß), sollten die entsprechenden Lebensmittel natürlich nicht konsumiert werden. Durch die gesteigerte Aufnahme von Histamin über die Nahrung kann es zur Schwellung der Schleimhäute in Nase, Nasennebenhöhlen, Bronchien und manchmal zur Ausbildung einer chronischen Sinusitis kommen.

Generell lässt sich sagen, dass eine Unterstützung des Immunsystems sinnvoller ist, um einer Sinusitis vorzubeugen, als diese damit bekämpfen zu wollen. Das gelingt mit Saunabesuchen, Wechselduschen und viel Bewegung an der frischen Luft. Eine vitaminreiche Ernährung stärkt die Immunabwehr und es hilft generell, viel zu trinken. Stress, Schlafmangel und Alkohol sollten vermieden werden bzw. alle Faktoren, die das Immunsystem schwächen.

Neurodermitis

Die Neurodermitis (atopische Dermatitis) ist eine genetisch bedingte Erkrankung der Haut mit Neigung zu Trockenheit und Ekzemen. Sie ist in 25 Prozent der Fälle Vorläufer von Nasenentzündungen (Rhinitis), Asthma und Nahrungsmittelallergien. Grundlage der Erkrankung sind eine veränderte Hautbarriere und eine Fehlregulation des Immunsystems. Weil die Bindungssubstanz zwischen den Hautzellen fehlt, kommt es zu einem Flüssigkeitsverlust und zu Lücken in der Haut, sodass Pollen und Bakterien eindringen können und die Flüssigkeit nach außen verloren geht (outside-inside).

Häufigkeit

Das Auftreten ist klimaabhängig und erreicht 25 Prozent in Nordeuropa und nur 1 Prozent in Südeuropa. Das kommt daher, dass Luftfeuchtigkeit und Sonnenlicht das Auftreten verhindern oder Beschwerden lindern.

Symptome

Die infantile Form beginnt meist nach dem 3. Lebensmonat mit starkem Juckreiz besonders beim Schwitzen und durch Irritation (z. B. durch Schafwolle oder Waschmittel). Hauptsächlich an Wangen, Ellenbeugen, Kniekehlen und behaartem Kopf treten die Effloreszenzen, die typischen Hautveränderungen, auf.

Die juvenile Form betrifft hauptsächlich die Beugeseiten der großen Gelenke, den Nacken, die Fußrücken und die Hände. Hier kommt es zu derber, trockener, infiltrierter Haut mit kleinen Bläschen (kleinpapulös) und Vergrößerung der Hautfelderung (Lichenifikation).

Bei der adulten Form finden sich lichenifizierte Ekzeme am Rumpf und im Gesicht. Bei der Minimalform treten eine allgemein trockene Haut, Rhagaden (Risse in der Haut) und/oder ein periorales Ekzem (Ausschlag um den Mund) auf.

Typisch für eine Neurodermitis sind trockene Haut und Ekzeme, Juckreiz und weißer Dermographismus (weiße Streifen nach Reizung) in der Akutphase, Ichthyosis (Verhornung) an Händen und Füßen, Einrisse in der Haut am Ohrläppchen und an der Unterlippe. Deutliche Erkrankungsgipfel zeigen sich in den Wintermonaten sowie im Mai und September.

Gut zu wissen

In schweren Fällen von Neurodermitis ist der Histaminspiegel erhöht. Eine Histaminintoleranz (HIT) findet sich bei 25 Prozent der Betroffenen. Histamin unterdrückt die Differenzierung der Hornzellen (Keratinozyten) der Haut und verschlechtert somit die Funktion der Hautbarriere. Daher sind die Gabe von Antihistaminika sowie eine histaminarme Ernährung sinnvoll.

Diagnostik

Die Diagnostik bei dermatologischen Erkrankungen besteht im Anschauen der Hautveränderung. Diese werden beschrieben und vermessen – manchmal wird auch die Haut »gereizt«, um die oben beschriebenen typischen Phänomene auszulösen.

Therapie

Die Therapiegrundlage bei einer Neurodermitis bildet die regelmäßige Hautpflege. Eine intakte, gesunde Hautbarriere ist ein wichtiger Abwehrmechanismus gegen verschiedene Mikroben, Allergene und Irritationen. Betroffene weisen jedoch eine signifikante Barrierestörung auf (einhergehend mit dem Fehlen von Filaggrinen, die beim Prozess der Verhornung der Haut gebildet werden) und somit ein erhöhtes Risiko für allergische Sensibilisierung, für eine erhöhte bakterielle Besiedelung und für Infektionen. So sind regelmäßige Ölbäder und der Einsatz von Cremes und Salben, die den pH-Wert stabilisieren und leicht sauer sind, sehr wichtig.

Zusätzlich können bei Schüben Cortison- und Tacrolimussalben zum Einsatz kommen. Bei Nichtansprechen auf diese Therapie muss an eine Besiedelung mit Staphylococcus-aureus-Bakterien oder bestimmten Pilzen gedacht werden.

Die orale Gabe der Vitamine B_6, C und D ist darüber hinaus auch therapeutisch wirksam. Außerdem gibt es die sog. Klimatherapie, bei der die Betroffenen gezielt Zeit im Gebirge oder am Meer verbringen und dort einem günstigeren Klima ausgesetzt sind.

Endometriose

Bei Endometriose handelt es sich um eine Erkrankung des weiblichen Organismus, bei der endometriumähnliche Zellen (die vereinfacht gesagt die Periodenblutungen auslösen) außerhalb der Gebärmutterhöhle wachsen.

Man unterscheidet dabei 3 Untergruppen. Eine davon ist die Endometriosis genitalis interna, die ca. 30 Prozent aller Endometriose-Erkrankungen ausmacht. Hier sind endometriumähnliche Zellen in der Muskelschicht des Uterus (Gebärmutter) oder in den Eileitern vorhanden. Die Endometriosis genitalis externa macht 60 Prozent der Fälle aus. Hier finden sich Herde dieser Zellen am Ovar (Eierstock), in der Vagina, der Vulva, im Peritoneum (Bauchfell), im Douglas-Raum und im Ligamentum rotundum. Bei der Endometriosis extragenitalis mit 5–10 Prozent der Fälle können schließlich Endometrioseherde im ganzen Bauchraum, manchmal auch in der Lunge vorkommen.

Häufigkeit

Schätzungsweise leiden 7–15 Prozent aller gebärfähigen Frauen an einer Endometriose, genaue Zahlen sind nicht dokumentiert und die Dunkelziffer ist vermutlich höher.

Symptome

Dysmenorrhoe (Prä- und perimenstruelle Unterbauchschmerzen), Dyspareunie (Schmerzen beim Geschlechtsverkehr), Defäkationsschmerz (beim Stuhlgang), Obstipation (Verstopfung), dauerhafte Schmerzen bei großen Zysten, Blutungsstörungen und Sterilität können Symptome sein.

Diagnostik

Zunächst wird mit den Patientinnen über ihre Beschwerden gesprochen. Es folgen die körperliche Untersuchung und ein Ultraschall. Danach kann als Test über 3–6 Monate ein orales monophasisches Kontrazeptivum (Einphasenpille) eingenommen werden. Bessern sich die Beschwerden nicht, kann eine Bauchspiegelung durchgeführt werden, um das Auftreten von Endometrioseherden festzustellen.

Therapie

Die medikamentöse Therapie zielt darauf ab, Beschwerden zu lindern oder ein Wiederauftreten der Erkrankung zu verhindern. Sie richtet sich entweder gegen Symptome oder gezielt gegen Endometrioseherde. Bei der konservativen Therapie werden GnRH-Analoga über 3–6 Monate verschrieben, alternativ Ovulationshemmer bis zum Kinderwunsch, wenigstens aber für 12 Monate. Operativ können kleinere Herde durch eine laparoskopische Koagulation oder Laservaporisation behandelt werden. Bei größeren Herden und Zysten kommt eine Ausschälung und Entfernung zum Einsatz. Es folgt die medikamentöse Nachbehandlung.

Asthma

Als Asthma beschreibt man eine anfallsweise auftretende Atemnot auf dem Boden einer variablen bzw. reversiblen Verengung der Atemwege infolge eines hyperreagiblen

Gut zu wissen

Bei schwer betroffenen Patientinnen fanden sich im Endometriosegewebe eine erhöhte Anzahl von Mastzellen, die teilweise degranuliert waren und bereits ihre entzündungsfördernden Botenstoffe wie Histamin und Leukotriene freigesetzt hatten. Zwischen Mastzellen und Nervenzellen, die Schmerz vermitteln (damit wir ihn wahrnehmen können), konnte schon an vielen Orten im Körper ein Zusammenhang dargestellt werden. Dadurch scheinen der Schmerz besonders stark wahrgenommen und die lokalen Entzündungsreaktionen negativ beeinflusst zu werden. Manchmal tritt eine Histaminintoleranz (HIT) mit dem Mastzellaktivierungssyndrom (MCAS) oder Unverträglichkeiten gepaart mit der Endometriose auf.

Bronchialsystems. Dabei wird zwischen einem extrinsischem oder allergischen Asthma, welches die häufigste Form ist, und einem intrinsischen oder nicht allergischen Asthma unterschieden.

Beim allergischen Asthma erfolgt eine Sofortreaktion auf ein spezifisches Allergen wie Pollen oder Hausstaub. Hierbei degranulieren die Mastzellen und es kommt zur Freisetzung von Entzündungsmediatoren wie Histamin (Seite 16), ECF-A (Eosinophil Chemotactic Factor of Anaphylaxis), Leukotrienen und Bradykinin. Diese Stoffe führen zu einer Verengung in den Bronchien. Häufig betroffen sind Menschen mit Atopie (Neigung zu Überempfindlichkeitsreaktionen) und einer genetischen Disposition.

Beim nicht allergischen Asthma reagieren die betroffenen Personen auf unspezifische Reize wie Kälte, Staub, verschmutze Luft, physische Belastung, Stress oder Medikamenteneinnahme mit einer pseudoallergischen Reaktion (also einer scheinbar allergischen Reaktion, wobei jedoch nicht die für eine Allergie verantwortlichen Antikörper des Typs IgE [Seite 16] produziert werden).

Die genetische Veranlagung und der exogene Auslöser führen zu einer chronischen Entzündung der Bronchialschleimhaut, die Umbauprozesse der Bronchien mit sich bringt. In der Folge kommt es dann zu einer bronchialen Hyperreaktivität und der endobronchialen Obstruktion.

Häufigkeit

In Mitteleuropa leiden ca. 5 Prozent der Erwachsenen an Asthma, wobei das Verhältnis von Männern zu Frauen bei 2:1 liegt.

Symptome

Im Intervall besteht oft völlige Beschwerdefreiheit. Es kann zu einer anfallsartigen Atemnot mit einem Höhepunkt in der Nacht und am frühen Morgen kommen. Der Schweregrad reicht von leichter Atemnot (Dyspnoe) bis zu schwerer Atemnot (Orthopnoe), bei der die Betroffenen nur noch im Sitzen oder Stehen Luft bekommen. Es kann zu Atemgeräuschen kommen und zu einem Husten mit Auswurf, mit und ohne Fieber.

Diagnostik

Zunächst erfolgt die Anamnese über ein Gespräch in der hausärztlichen Praxis, bei dem speziell nach der Familiengeschichte, nach Allergien und dem klinischen Verlauf gefragt wird.

Wichtig ist auch der Lungenfunktionstest (kurz Lufu), bei dem Lungenkapazitäten, Atemzugvolumen und Widerstände gemessen werden. Zusätzlich gibt es die Möglichkeit, einen Provokationstest durchzuführen. Dieser dient als Nachweis eines hyperreagiblen Bronchialsystems bei asymptomatischen Betroffenen (v.a. bei Asthma bronchiale).

Außerdem werden eine Röntgenaufnahme der Lunge und ein Allergietest durchgeführt. Auch hier ist eine gute Anamnese gefragt: Bereits bekannte Allergien, der Beruf (z.B. Bäckern), sonstige Auslöser und eine Beschwerdefreiheit im Urlaub werden dabei geprüft.

Beim Pricktest werden das Gesamt-IgE (Immunglobulin E) sowie spezifische IgE-Antikörper auf verdächtige Allergene immunologisch bestimmt.

Therapie

Zum einen ist die Vorbeugung sehr wichtig, d. h., es sollten Allergene wie Tierhaare, Hausstaub, Milben gemieden werden – ggf. auch durch einen Arbeitsplatzwechsel – sowie Nikotin. Zum anderen kommt die medikamentöse Stufentherapie zum Tragen. Diese geschieht in Abhängigkeit vom Asthma-Schweregrad und sie kann durch ein »Step-up« oder ein »Step-down« angepasst werden.

Die Basistherapie beinhaltet immer ein bronchienerweiterndes Spray (Betamimetikum) und ein inhalatives Steroid. Beide werden niedrig dosiert zunächst nur bei Auslösern, in Stufe 2 täglich angewandt. In Stufe 3 erhöhen sich die Dosierungen von niedrig auf mittel, in Stufe 4 werden die Medikamente hochdosiert genommen und eventuell werden zusätzlich ein Leukotrienantagonist sowie Tiotropium verschrieben. In Stufe 5 kommen ein Anti-Interleukin-Rezeptor-Medikament oder ein orales Steroid hinzu. Die Obstruktion kann nach der Medikation reversibel sein, Asthma ist jedoch leider nicht vollständig heilbar.

Histaminintoleranz (HIT)

Sie ist nicht im eigentlichen Sinne eine Entzündungskrankheit, begünstigt jedoch die Bildung von Entzündungsprozessen entscheidend. Daher soll sie an dieser Stelle genauer betrachtet werden. Die Histaminintoleranz basiert auf einem Ungleichgewicht zwischen anfallendem Histamin und der Möglichkeit, dieses abzubauen.

Gut zu wissen

Eine erniedrigte Aktivität des Enzyms HNMT (Seite 17), das für den Histaminabbau zuständig ist, wurde bei Personen mit Asthma festgestellt.

Häufigkeit

Histaminintoleranz ist nach bisherigen Erkenntnissen nicht angeboren (also genetisch), sondern ein erworbenes Krankheitsbild, welches knapp 1 Prozent der Bevölkerung betrifft. Davon sind 80 Prozent weiblichen Geschlechts und älter als 40 Jahre.

Symptome

Die Histaminintoleranz ist sehr schwierig zu diagnostizieren, da ihre Symptome so vielfältig, unspezifisch und unterschiedlich ausgeprägt sein können. Ein Überschreiten der individuellen Histamintoleranzschwelle (siehe Histaminfass, Seite 17) löst konzentrationsabhängige Symptome aus. Durch die Verteilung der Histaminrezeptoren (Seite 17) im ganzen Körper können sich Beschwerden an ganz verschiedenen Organen manifestieren:

- **Gastrointestinaltrakt:** Übelkeit, Magenschmerzen, Völlegefühl, Bauchgrummeln, Erbrechen, Verstopfung, Durchfall, Blähungen, Aufstoßen
- **Atemwege:** laufende Nase, trockene Schleimhäute, Reizhusten, Kloß im Hals, Asthma (der Großteil der histaminbeinhaltenden Mastzellen sitzt in der Bronchialschleimhaut).
- **zentrales Nervensystem:** Kopfschmerzen, Migräne
- **Urogenitaltrakt:** Dysmenorrhoe
- **kardiovaskuläres System:** Hypotonie, Tachykardie, Herzrhythmusstörungen
- **Haut:** Juckreiz, Flush, Urtikaria

- **Psyche:** Erschöpfungszustände, Antriebslosigkeit, eine Art Burn-out, Unruhe, Gereiztheit, Depression

Neben Kopfschmerzen sind gastrointestinale Beschwerden das Leitsymptom der Histaminintoleranz: Erhöhte Histaminspiegel mit einer Kombination aus einer erniedrigten DAO-Aktivität (die Diaminooxidase ist für den Abbau von Histamin verantwortlich, Seite 17) wurden bei verschiedenen entzündlichen und neoplastischen Darmerkrankungen wie Morbus Crohn, Colitis ulcerosa, allergischer Enteropathie, Nahrungsmittelallergien, bakterieller Histaminproduktion im Darm, kolorektalen Polypen und Karzinomen nachgewiesen.

Meist tritt die Histaminintoleranz nicht schlagartig auf, sondern sie schleicht sich über einen gewissen Zeitraum ein, weshalb es schwer ist, sie direkt zu bemerken. So können sich nach und nach »unspezifische« Symptome zeigen. Zunächst ein Magengrummeln, dann eine laufende Nase, hier mal ein Völlegefühl oder Schlafstörungen und später immer mehr Beschwerden, die immer noch kein Anzeichen für eine bestimmte Erkrankung bieten.

Oft vermutet man Stress oder Belastung als Ursache der Beschwerden. Das ist teilweise sogar richtig, da Stress Histamin freisetzen kann. Im Gegensatz zu den anderen Intoleranzen ist Stress wohl einer der Hauptgründe für einen neu aufgetretene Histaminintoleranz.

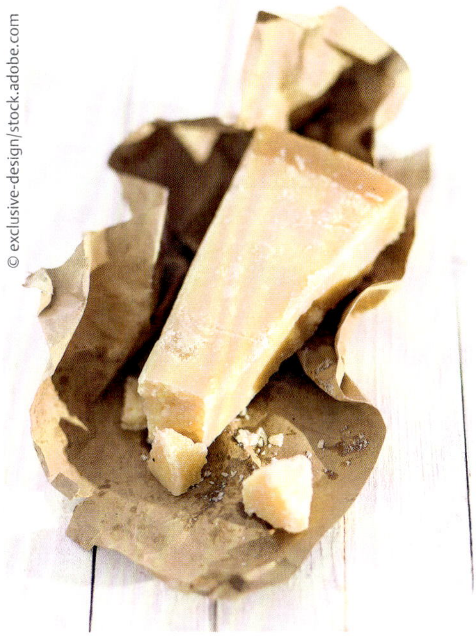

In lange gereiften Lebensmitteln ist viel Histamin enthalten.

Diagnostik

Zum Thema diagnostische Möglichkeiten verweise ich auf Bücher, die sich speziell mit einer Histaminintoleranz befassen und die Sie hinten im Buch bei meinen Empfehlungen finden (Seite 175).

Therapie

Eine Histaminintoleranz kann nicht geheilt werden. Durch eine histaminarme Ernährung können Sie Ihre Beschwerden jedoch weitestgehend eindämmen. Dazu mehr im Ernährungsteil (Seite 29) und im 4-Wochen-Programm (Seite 60). Auch hilft die Vermeidung Ihrer ganz individuellen Trigger wie Stress, Sonnenstrahlen, Kälte etc.

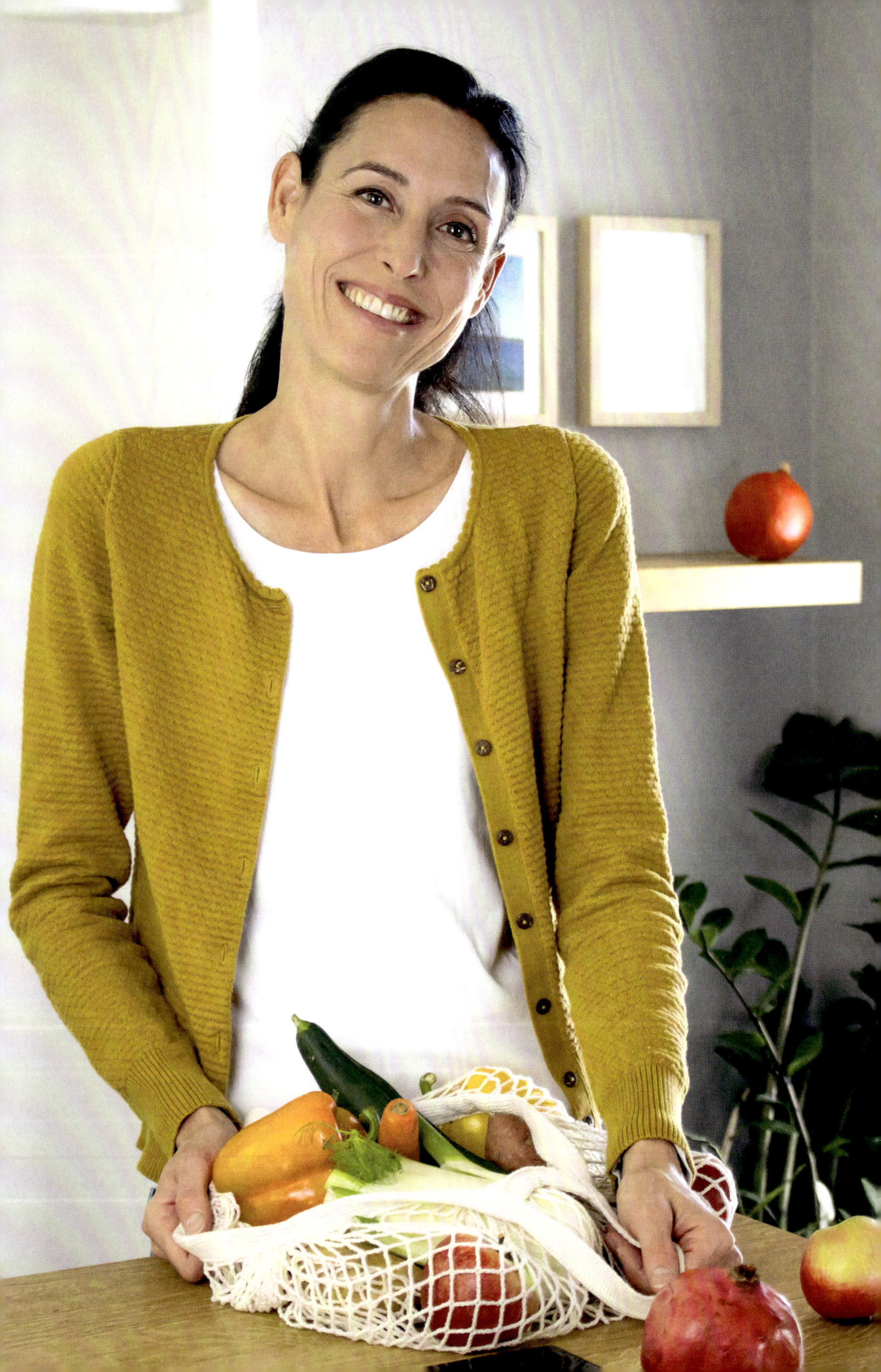

Ernährung bei Entzündungen

Unsere tägliche Nahrung ist eine starke Waffe gegen Entzündungsprozesse in unserem Körper. Wir müssen sie nur gekonnt einsetzen.

Was meiden?

Welche Lebensmittel sind zu meiden, wenn eine Entzündungserkrankung vorliegt oder wenn Sie Entzündungen gar nicht erst aufkommen lassen wollen?

Entzündungsprozesse können durch die »falsche« Ernährung begünstigt werden. Die »richtige« Ernährung wiederum unterstützt die Heilung und lässt Entzündungen schneller wieder abklingen, sodass sie gar nicht erst chronisch werden. Mithilfe des später vorgestellten 4-Wochen-Programms (Seite 60) soll genau das erzielt werden. Dabei gilt: 4 Wochen ohne Weizen, Milchprodukte, Kristallzucker und möglichst histaminarm.

Warum ohne Weizen?

Obwohl Weizen erst seit ungefähr 12000 Jahren zu unserer Ernährung gehört, sind Weizenprodukte in Deutschland sowie weltweit ein wichtiges Grundnahrungsmittel. Angebaut wird hauptsächlich Weichweizen. Es gibt über 1000 Sorten und der Weizen, den wir heute verwenden, ist eine Kreuzung aus alten Sorten wie Einkorn und Emmer. Dieser Hochleistungsweizen, der nicht so anfällig für Schädlinge sein soll, enthält 40-mal mehr Gluten als der ursprüngliche Weizen.

Die Bezeichnung der Mehltypen richtet sich danach, wie viel Asche nach dem Verbrennen des Mehls übrig bleibt: Je größer die Zahl, umso mehr Mineralien enthält das Mehl. Zusätzlich unterscheidet man die Verarbeitungsformen des Korns zu Mehl, Schrot, Grieß, Grütze, Kleie, Flocken und Graupen, Couscous und Bulgur.

Weizen und Krankheiten

Weizen steht seit einigen Jahren in der Kritik und wird für viele schwerwiegende Erkrankungen und Symptome wie Alzheimer, ADHS, Darmentzündungen, Depression, Diabetes, Übergewicht, Arthritis, chronischen Stress und Epilepsie verantwortlich gemacht. Verbreitet wird diese These in zahlreichen Büchern überwiegend US-amerikanischer Neurologen, Internisten und Ernährungsmediziner, die dem Weizen und seinen Inhaltsstoffen die Hauptschuld an der

Entstehung dieser Erkrankungen geben. Einige Krankheitsbilder, die auch mit dem Weizen in Verbindung gebracht werden, sind schon länger bekannt wie Zöliakie oder Weizenallergie. Auch wissen wir längst, dass Weißmehlprodukte wie Kuchen, Brot, Nudeln und Gebäck kalorienreich sind, nicht lange satt machen und daher bei übermäßigem Verzehr zu Übergewicht führen können.

Heute sind Getreide und Kohlenhydrate für die meisten Menschen Hauptbestandteil ihrer Ernährung, was problematisch ist, da sie den Blutzuckerspiegel ganz anders erhöhen als Fisch, Fleisch und Gemüse. Der Hauptbestandteil des Weizens ist Amylopektin A, welches sich leicht und schnell von Enzymen der Bauchspeicheldrüse in Glukose umwandeln lässt. Auf die Blutzuckerspitzen erfolgt die Insulinausschüttung mit Blutzuckerabfall und schnell der erneute Hunger. Diese Blutzuckerspitzen können zu Entzündungskaskaden im Gehirn führen, denn kein Organ ist anfälliger für Entzündungen. Des Weiteren kommt hinzu, dass glutenhaltiges Getreide süchtig macht, da es sich im Magen verändert, die Blut-Hirn-Schranke durchbricht, an Morphinrezeptoren andockt und uns berauschen kann. Das ist der Grund, warum wir von Kuchen und Gebäck nie genug bekommen, und leider auch, warum die Lebensmittelindustrie Gluten überall reinpackt, wo wir es zum Teil gar nicht vermuten (Genaueres dazu im Exkurs »Zöliakie und Glutensensitivität«, Seite 33).

Weizen und Entzündungen

Neben diesen Problematiken ist auch und besonders in diesem Buch zu beachten, dass die im Weizen enthaltenen Proteine im Dam Entzündungen auslösen können. Allen voran das Gluten, eine Eiweißgruppe, die auch als Klebereiweiß bekannt ist und quasi überall vorkommt, und nicht nur in Getreidesorten. Gluten ist per se nicht schlecht, in moderaten Mengen verzehrt vertragen es die meisten Menschen gut und die Mehrheit scheidet es komplett unverdaut wieder aus. Aber selbst bei gesunden Personen kann Gluten nach ein paar Stunden zu einer erhöhten Durchlässigkeit der Darmschleimhaut führen. Normalerweise erholt sich diese innerhalb einiger Tage, aber ein anhaltender Glutenreiz kann mit Kofaktoren eine gestörte Darmschleimhaut begünstigen. Das Glutenproblem scheint sich zu verschärfen, da Gluten sich in vielen Nahrungsmitteln wiederfindet und zusätzlich der Gehalt im Weizen so stark angestiegen ist.

Eine Gruppe von Weizenproteinen, die Amylase-Trypsin-Inhibitoren (ATIs), können erwiesenermaßen Immunreaktionen im Darm auslösen, die sich dann aber nicht nur auf den Darm beschränken. Diese ATIs sind pflanzliche Proteine, die das Weizenkorn vor Schädlingen schützen soll. Sie machen zwar nur einen kleinen Teil der Weizeneiweiße aus, dennoch ist die Immunreaktion beachtlich. ATIs können daher, so wird vermutet, Krankheiten wie Rheuma, Multiple Sklerose, Asthma, Lupus sowie entzündliche Darmerkrankungen verschlimmern oder an ihrer Entstehung beteiligt sein.

Warum ohne Milchprodukte?

Beim 4-Wochen-Programm (Seite 60) in diesem Buch wird auf Milchprodukte verzichtet. Hier möchte ich erläutern, weshalb das Sinn macht.

Es gibt 2 einander gegenüberstehende Lager und beide Seiten stützen sich auf Studien,

Zöliakie und Glutensensitivität

Die Begriffe werden oft verwechselt, dabei sind es zwei unterschiedliche Krankheitsbilder. Ihnen gemein ist jedoch die Unverträglichkeit von Gluten.

Zöliakie ist das Ergebnis einer Reaktion auf Gluten, die speziell den Dünndarm angreift. Sie ist weniger eine Allergie und mehr eine entzündliche Autoimmunerkrankung. Ihre Häufigkeit wird auf 1:200 geschätzt, wobei viele Fälle nie diagnostiziert werden. Besonders ausgeprägt ist die Empfindlichkeit bei Menschen nordeuropäischer Abstammung. Zöliakie kann in jedem Alter auftreten, meist aber im 1. Lebensjahr oder zwischen 35 und 45 Jahren.

Die Nicht-Zöliakie-Glutensensitivität ist verbreiteter, in Deutschland sind etwa 30 Prozent betroffen. Vermutlich sind neben Gluten auch andere Getreidebestandteile wie Amylase-Trypsin-Inhibitoren für die Symptome verantwortlich.

Symptome

Bei einer Glutensensitivität können Magen-Darm-Beschwerden auftreten. Zusätzlich leiden die Betroffenen auch an Müdigkeit, Konzentrationsmangel, Kopfschmerzen, Hautreizungen sowie Muskel- und Gelenkbeschwerden. Bei einer Zöliakie zeigen sich ebenfalls Beschwerden wie Durchfall, Verstopfung, Blähungen, Bauchkrämpfe und gelegentlich sogar Darmblutungen, sie wird jedoch noch von einer Veränderung der Darmzotten begleitet, was eine Mangelernährung zur Folge haben kann. Daher tritt bei Kindern eine Gedeihstörung ab dem Zeitpunkt der Zufütterung mit Getreidebreien auf. Zusätzlich werden auch hier allgemeine Symptome wie Kopfschmerzen, Unwohlsein, Müdigkeit und Nervosität beschrieben.

Wenn unser Körper bestimmte Nahrung nicht verträgt, versucht er, den Schaden in Grenzen zu halten, indem er Botenstoffe für Entzündungsreaktionen losschickt, die diese Nahrungsbestandteile als »Feinde« markieren. Auf diese Information regiert unser Immunsystem mit der Ausschüttung von Entzündungsstoffen, um den Angreifer auszumerzen. Leidet das Gewebe, in diesem Fall der Dünndarm, spricht man von einem Leaky Gut (Seite 37).

Zusätzlich können bei der Glutenunverträglichkeit auch eine sekundäre Laktose- oder eine Fructoseunverträglichkeit auftreten.

Diagnose

Zunächst ist ein Ernährungsprotokoll sehr wichtig. So lassen sich die Bauchschmerzen auf Brötchen und Nudeln zurückführen, während eine Kartoffel-Reis-Diät keine Beschwerden verursacht. Da bei einer Zöliakie die Unverträglichkeit von Klebereiweiß vorliegt, erfolgt die Diagnose mittels einer Antikörperbestimmung gegen Gluten im Blut. Meistens wird im Anschluss eine Magen-Darm-Spiegelung durchgeführt, bei der eine Gewebeprobe aus Dünndarmzotten genommen wird. Liegt eine Zöliakie vor, erkennt man das an der veränderten Darmschleimhaut. Den Verdacht kann man mit einem Provokationstest untermauern.

Was kann man tun?

Die Therapie ist bei Zöliakie und Glutensensitivität ähnlich und besteht letztendlich darin, die unverträglichen Nahrungsmittel wegzulassen. Da sich die Dünndarmzotten bei einer Glutensensitivität nicht verändern, ist es aber nicht so »schlimm«, wenn ab und zu mal Lebensmittel gegessen werden, die dem Darm nicht so gut bekommen. Bei der Zöliakie können sich bei der Einhaltung einer Diät die Dünndarmveränderungen wieder zurückbilden. Diese muss jedoch lebenslang praktiziert werden.

Worin steckt Gluten?

Gluten ist in Getreide (Weizen, Roggen, Gerste, Dinkel, Grünkern, Emmer, Urkorn, Kamut, Triticale) und in Getreideprodukten (Bulgur, Couscous, Grieß, Backwaren) enthalten. Hafer ist zwar glutenfrei, in Haferflocken kann aber verarbeitungstechnisch bedingt Gluten enthalten sein. Es steckt darüber hinaus in Brühwürfeln, Süßigkeiten, Nahrungsergänzungen, »natürlichen« Aromen, Speisestärke, Stabilisatoren, Saucen, Wurstwaren, Cocktails, Speiseeis, Suppen und Kosmetika. So muss ganz genau auf die Inhaltsangaben geachtet werden.

Und was ist erlaubt?

Glutenfreie Getreide oder Stärkelieferanten sind Amarant, Buchweizen, Chiamehl, Erdmandeln, glutenfreie Haferflocken, Hanfmehl, Hirse, Kartoffeln, Kokos, Mais, Maronen, Quinoa, Reis, Süßkartoffeln, Tapiokastärke, Teff sowie Mehle aus Nüssen wie Mandeln, Paranuss, Pistazien, Macadamia etc.

Hülsenfrüchte sind wertvolle Stärkelieferanten, wirken jedoch als Histaminliberatoren und werden daher im Rezeptteil in diesem Buch auch nicht verwendet. Bei einer Sensitivität sind Nudeln aus Hartweizengrieß oft besser verträglich als jene aus Weichweizengrieß.

Glutenfrei backen und kochen

Saucen können Sie mit Kartoffel- oder Maisstärke binden und eine Mehlschwitze lässt sich mit Reismehl herstellen. Grießspeisen schmecken auch aus Hirse oder Reis köstlich. Für Panaden bieten sich Cornflakes, Mandelblättchen, Kokosraspel oder Maismehl an. Für Pfannkuchen und Waffeln können glutenfreie Mehlmischungen verwendet werden (z. B. aus 200 g Reismehl, 200 g Hirsemehl, 100 g Kartoffel- oder Tapiokastärke und 5 g Xanthan zum Binden). Für herzhaftes Brot und Brötchen lässt sich ein Teig aus 200 g Buchweizenmehl, 200 g Reismehl, 100 g Hirsemehl und 5 g Xanthan herstellen. Beim Backen oder Kochen kann Weizenmehl außerdem häufig 1:1 durch Dinkelmehl ersetzt werden. Das ist nicht glutenfrei, enthält aber weniger Gluten.

Milcheiweißallergie und Laktoseintoleranz

Auch hier sollen beide Begriffe klar voneinander unterschieden werden. Das eine ist eine Allergie, das andere eine Unverträglichkeit. Betrachten wir genauer, was die beiden Krankheitsbilder auszeichnet.

Milcheiweißallergie

Milch zählt zu den 8 häufigsten Auslösern von Lebensmittelallergien. In Europa sind ca. 2–3 Prozent der Säuglinge und Kleinkinder und etwa 1 Prozent der Erwachsenen betroffen. Eine Milcheiweißallergie ist im Gegensatz zur Unverträglichkeit eine »klassische« Nahrungsmittelallergie. Das heißt, das Immunsystem reagiert auf einen bestimmten Anteil der Milch. Das Kuhmilcheiweiß besteht aus Casein und Molkeeiweiß. So kann man entweder unter einer Molkeeiweißallergie, unter einer Caseinallergie oder der Kombination aus beiden leiden.

Die Molke ist hitzeinstabil und wird ab ca. 77 Grad zerstört (sie flockt aus). Hocherhitzte Milch (z. B. H-Milch) kann also von Betroffenen getrunken werden. Gleichzeit ist die Molke artspezifisch, was bedeutet, dass Betroffene oft auch auf Ziegen-, Schaf- oder Stutenmilch ausweichen können.

Ist man allerdings allergisch gegen das Casein, müssen alle Milchprodukte gemieden werden: Milch, Frischkäse, Quark und Käse. Da das Casein nicht artspezifisch und zudem hitzestabil bis 120 Grad ist, kann zum Beispiel nicht einfach auf Käse aus Schafs- oder Ziegenmilch ausgewichen werden. Die allergischen Beschwerden können sowohl unmittelbar nach dem Verzehr als auch Tage später auftreten. Diese wären: Kribbeln, Juckreiz, Schwellung der Schleimhäute sowie Magen-Darm-Beschwerden, also die ganze Palette der allergischen Symptome bis zum allergischen Schock.

Diagnose & Umgang Die Diagnose erfolgt über eine Selbstbeobachtung und das Führen eines Ernährungsprotokolls. Wenn die Vermutung naheliegt, wird in einer hausärztlichen Praxis eine große Anamnese durchgeführt. Hier rät man zum »Auslassversuch« über 2–4 Wochen, bei dem es zur deutlichen Reduktion der Symptomatik kommen sollte. Im Anschluss wird ein Allergietest (Prick-Test) durchgeführt. Zusätzlich können Blutuntersuchungen stattfinden, da der Körper bei Allergien IgE-Antikörper bildet (Seite 16), welche dann nachgewiesen werden können. Selbst wenn eine Allergie vorliegt, lässt sich eine Toleranzgrenze austesten. Diesen Test sollte jedoch ausschließlich eine Ärztin oder ein Arzt durchführen. Falls die Allergie nicht so stark ausgeprägt ist, ist es manchmal möglich, Butter und Sahne zu verzehren, da Milcheiweiß darin nur in kleiner Menge vorkommt.

Manche Menschen vertragen nur Milch von Kühen alter Rinderrassen, wie Jersey, Brown-Swiss oder Guernsey, die A2-Milch produzieren. Im Supermarkt ist jedoch meist nur A1-Milch erhältlich. Außerdem ist die Milch von Kühen, die ihre Hörner behalten dürfen, besser verträglich.

Laktoseintoleranz

Die Laktoseintoleranz ist ein weitverbreitetes Phänomen. In südlichen Ländern vertragen 40–70 Prozent der Bevölkerung keine Laktose, in Asien sind es fast 100 Prozent. Zusätzlich nimmt die Enzymproduktion im Alter ab und auch eine akute oder chronische Darmerkrankung sowie eine längere Antibiotikaeinnahme können eine Laktoseintoleranz zur Folge haben. Ebenso führt eine nicht diagnostizierte Histaminintoleranz sekundär häufig zu einer Laktose- und Fructoseintoleranz. Der Darm ist schlichtweg überlastet durch das Zuviel an Histamin und schränkt seine weiteren Aufnahmekapazitäten für andere Stoffe ein. Nachdem eine histaminarme Diät die Symptomatik verringert hat, wird manchmal die Laktose- oder Fructoseaufnahme wieder besser.

Symptome Bei der Laktoseintoleranz wird im Darm zu wenig Laktase (ein Enzym, das die Laktose aufspaltet) hergestellt. So gelangt die Laktose in den Dickdarm und wird dort von Bakterien vergoren. Die daraus entstandenen Säuren, Wasserstoffe, Kohlendioxide und Methane verursachen die typischen Beschwerden wie Blähungen und Durchfall. Auch Übelkeit, Magengrummeln, Völlegefühl, Mundgeruch, Erbrechen und Verstopfung zählen zu den Symptomen. Ganz gemein sind Beschwerden wie Kopfschmerzen, eine belegte Zunge, Heißhungerattacken, Abgeschlagenheit und Erschöpfungszustände, da sie auf so ziemlich alles hinweisen könnten. Auch psychische Beschwerden wie Depressionen, Konzentrationsstörungen oder Unruhe können sich einstellen.

Worauf achten? In diesen Produkten kann Milchzucker enthalten sein: Süßwaren, Eis, Backwaren, Fertiggerichte und Instant-Erzeugnisse. Sogar Fleisch- und Wurstwaren enthalten oft Laktose. Mittlerweile gibt es aber viele laktosefreie Milchprodukte zu kaufen und auf den Lebensmittelverpackungen wird auf Milchzucker hingewiesen. Es lohnt sich kaum, extra laktosefreie Butter zu kaufen, da der Laktosegehalt in herkömmlicher Butter sehr gering ist. Selbst Sahne und Joghurt enthalten wenig Laktose. Beim Kochen und Backen kann Milch durch Pflanzendrinks ersetzt werden (bei einer zusätzlichen HIT allerdings nicht durch Sojadrink) und Butter durch Öl oder Butterschmalz. Außer Haus kann versucht werden, zum Essen ein Laktasepräparat einzunehmen, das in Drogerien und Apotheken erhältlich ist.

Da Milch eine sehr gute Eiweiß- und Kalziumquelle darstellt, muss unbedingt nach einem geeigneten Ersatz gesucht werden. Tierisches Eiweiß ist außer in Milch auch in großem Maße in Fleisch, Eiern und Fisch vorhanden. Pflanzliche Eiweißquellen sind Hülsenfrüchte und Getreide. Auch kalziumreiche Mineralwässer (Achtung, Sulfatgehalt!), Mandeln und grüne Gemüsesorten, vor allem Blattgemüse, bieten sich an. Falls Sorge besteht, dass zu wenig aufgenommen wird, kann man gerne mit einem Kalziumpräparat substituieren.

die entweder eine entzündungshemmende oder eine entzündungsfördernde Wirkung von Kuhmilch aufzeigen. Nun berichten aber viele Menschen mit Entzündungsbeschwerden, dass sich diese unter der Einnahme von Milchprodukten verschlechtern oder dass sie Milchprodukte im Alter viel schlechter vertragen. Das ist also ein deutlicher Hinweis darauf, dass Milchprodukte bei Entzündungskrankheiten von Nachteil sein könnten, dem wir hier nachgehen wollen.

Der Reizstoff Casein

Problematisch ist ein immunologisch perfekter Reizstoff: das Casein. Eine hohe Caseinbelastung tritt etwa bei Personen auf, die viel Sport treiben und zum Ausgleich Molkedrinks konsumieren. Hier kann es zu energieraubenden Immunreaktionen kommen – d. h. unser Immunsystem reagiert ähnlich überschießend wie auf Gluten mit einer Entzündung. Und bei einer gewissen Veranlagung erhöht der Konsum von Milchprodukten das Risiko für eine Autoimmunerkrankung noch.

Mittlerweile gibt es zahlreiche Produkte auf Pflanzenbasis auf dem Markt.

© baibaz/stock.adobe.com

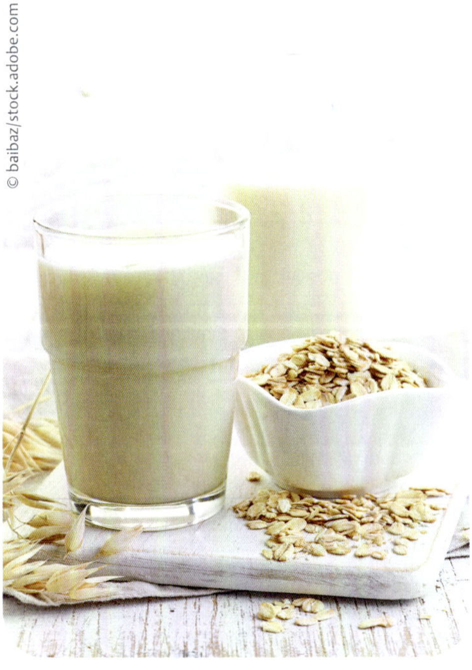

Auf pflanzliche Produkte zurückgreifen

Nicht nur Kuhmilch ist schwer verdaulich, sondern auch Schaf- und Ziegenmilch, auch wenn einer Studie nach tierische Milchprodukte, die zu mehr als 62 Prozent dem menschlichen Gewebe ähneln, nicht immunologisch problematisch sind und keine Entzündungsreaktion hervorrufen. Daher sollten die vielfältig vorhandenen pflanzlichen Milchersatzprodukte viel häufiger auf dem Tisch stehen als ihr tierisches Äquivalent. Es gibt sie aus Hanf, Hafer, Reis, Dinkel, Mandeln und Nüssen zu kaufen.

Pfanzendrinks lassen sich übrigens auch sehr schnell selbst produzieren, indem einfach Nussmuse mit Wasser verdünnt oder Hafer- und Reispulver in Wasser aufgelöst werden. Alternativ kann man pflanzliche Milch aus Samen, Kernen oder Getreide herstellen, indem man sie mit Wasser im Mixer püriert und im Anschluss das Ganze einfach durch ein Durchseihtuch streicht. Daneben sind auf pflanzlicher Basis auch Joghurt, Sahne und »Käse« erhältlich.

Fermentiertes meiden

Fermentierte Milchprodukte wie Joghurt oder Kefir sind zwar gut für das Darmmikrobiom, enthalten aber mehr Histamin und können so das Histaminfass im Körper füllen. Noch mehr Histamin ist in gereiftem

Käse enthalten, sodass einige Menschen ein Brennen der Lippen nach dem Verzehr von Emmentaler oder Bergkäse verspüren.

Warum ohne Kristallzucker?

Die Liebe zu Süßem ist uns angeboren. Das ist wohl aus evolutionsbiologischen Gründen so, denn wenn etwas süß schmeckte, konnte es nicht giftig sein. Außerdem signalisiert der süße Geschmack: Hier stecken Kalorien drin. Zu Urzeiten war es natürlich sinnvoll, sich eine kleine Fettreserve für den Notfall anzulegen, zumal es Süßes nicht so häufig gab. Die Vorliebe blieb also bestehen und wird uns heute leider zum Verhängnis, da wir ständig die Möglichkeit haben, auf etwas Süßes zurückzugreifen.

Zucker und Entzündungen

Zucker löst in unserem Körper stille Entzündungen aus, wenn mehr als 20 Prozent des täglichen Energiebedarfs durch zuckerhaltige Nahrungsmittel gedeckt werden. Das führt zu Energiemangel und kann Krankheiten wie Herzinfarkt, Schlaganfall, Diabetes, Übergewicht, Krebs und Anstieg der Blutfette auslösen.

Eine Studie zeigt außerdem, dass Zucker sich schon nach 2 Tagen negativ auf den Darm und sein Mikrobiom auswirken kann, indem er das Wachstum schädlicher Darmbakterien fördert. Auch vernichten Zuckeraustauschstoffe wie Aspartam, Acesulfam, Saccharin und Sucralose gute und schlankmachende Bakterien in unserem Darm.

Diese Veränderung unseres Mikrobioms kann wiederum zum Leaky-Gut-Syndrom (bei dem die Dünndarmwand durchlässig wird und so Giftstoffe in unseren Blutkreislauf gelangen), zu Entzündungsprozessen und einem fehlgeleiteten Immunsystem führen. Ein Effekt, der umso schlimmer wird, wenn zusätzlich noch zu wenige Ballaststoffe gegessen werden, die vor allem in Gemüse und Vollkornprodukten vorkommen.

Was bewirkt Zucker noch?

Zu viel Zucker fördert Karies bei Kindern und die Entstehung von zu vielen Advanced Glycation Endproducts (AGEs). Der Begriff Glykierung (Verzuckerung) meint die Verbindung von Zuckermolekülen mit Proteinen, Fetten und Aminosäuren. Dies bewirkt eine vorzeitige Alterung und eine allgemeine Beschädigung des Gewebes. Die Glykierung von Proteinen ist eigentlich ein normaler Prozess, problematisch wird es erst, wenn er im Übermaß abläuft.

Zu viel Zucker stört die Aufnahme von Mineralien wie Kalzium, Magnesium und Chrom sowie die Autophagie in unseren Körperzellen, quasi unsere Müllabfuhr, die schädliche Bestandteile abbaut. Zucker kann Nahrungsmittelintoleranzen fördern, er schädigt die Funktion lebenswichtiger Enzyme und bedingt durch oxidativen Stress Zellschäden.

Des Weiteren kommt hinzu, dass unser Gehirn zum Arbeiten Zucker benötig und den Hauptabnehmer unserer Blutglucose darstellt. Sie haben sicherlich schon bemerkt, dass, wenn Sie sich lange gedanklich intensiv mit einer Sache beschäftigt haben, sehr hungrig wurden. Nicht umsonst gibt es »Studentenfutter« mit Nüssen und Trockenfrüchten, die Energie geben. Außerdem reagiert unser Körper auf Zucker oder Süße mit einer Glückshormonausschüttung, die uns berauscht. Dies hat sich die Nahrungsmittel-

Welche Zucker gibt es?

Zuckerart	Erläuterung
Laktose	Milchzucker (Glucose + Galactose)
Glucose	Traubenzucker
Galactose	Schleimzucker
Saccharose	Haushaltszucker (Fructose + Glucose)
Disaccharid	Zweifachzucker
Oligosaccharid	Mehrfachzucker (aus 3–9 Einfachzuckermolekülen: Raffinose, Stachyose, Verbascose); kommen in Hülsenfrüchten vor und verursachen die typischen Blähungen
Polysaccharide	Vielfachzucker (Stärke)
Zuckeralkohole	Laktit, Maltit, Mannit, Mannitol, Sorbit (befindet sich als Feuchthaltemittel oft in Fertigbackwaren; manchmal steht auf der Verpackung nur »enthält Alkohol«), Sorbitol, Xylit
Laktase	Enzym zur Aufspaltung von Laktose in Glucose und Galactose

industrie zunutze gemacht und ihre Produkte zusätzlich gesüßt. In manchen salzigen Lebensmitteln, wie Wurst, Fisch oder Fertiggerichten, finden sich trotzdem Süßungsmittel wie Zucker oder Sirupe. Um dieses Übermaß wieder »auszugleichen«, werden die Waren zusätzlich gesalzen, damit es nicht so auffällt. Somit ist auch der Salzverbrauch deutlich erhöht, wenn man Fertigprodukte zu sich nimmt.

Wenn man langfristig zu viel Zucker konsumiert, können erhebliche Gesundheitsschäden entstehen. Der dauerhaft erhöhte Blutzuckerspiegel führt zu dauerhaft erhöhten Insulinspiegeln, mit der Folge, dass die Körperzellen nicht mehr auf Insulin reagieren und es so zu einer Insulinresistenz kommt. Diese Insulinresistenz ist fatal, denn jetzt werden noch mehr Fettzellen aufgebaut und ein Typ-2-Diabetes kann entstehen.

Die Rolle des Insulins

Das körpereigene Hormon Insulin hat die Aufgabe, Zucker in unsere Körperzellen einzuschleusen, damit daraus Energie gewonnen werden kann. Wird jedoch zu viel Zucker konsumiert oder eine Ernährungsform betrieben, die kohlenhydratbasiert ist, lagert der Körper dieses »Mehr« an Zucker in Form von Fettdepots ein.

GI und GL

Neuerdings misst man den glykämischen Index (GI) von Lebensmitteln, der ein Indikator dafür ist, wie schnell und wie hoch der Blutzuckerspiegel nach ihrem Konsum ansteigt. So ist der GI von Frühstücksflocken eher hoch, wohingegen der von grünem Gemüse sehr niedrig ist. Der GI kann jedoch nur als grobe Orientierung dienen, da die Menge der aufgenommenen Kohlenhydrate nicht in den Wert einfließt. Aus diesem Grund wurde die glykämische Last (GL) eingeführt, die sich aus dem GI und der Menge der verzehrten Kohlenhydrate berechnet.

Auch Fructose ist keine Lösung

Die Gegenspieler von Insulin sind Glukagon, welches den Blutzuckerspiegel ansteigen lässt, und Leptin, ein Sättigungshormon. Der Fruchtzucker Fructose ist so tückisch, da er keine Ausschüttung von Leptin bewirkt und uns also nicht langfristig sättigt. Und so macht uns zu viel Fructose (z. B. in süßen Früchten, Fructose-Glucose-Sirup, Agavensaft und Fertigprodukten) hungrig.

Fructose kann sich auch negativ auf den Harnsäurespiegel auswirken, wenn man sich hyperkalorisch ernährt, und möglicherweise Gicht auslösen. Ein durch Fructose erhöhter Harnsäurespiegel kann die Sensibilität der Zellen gegenüber Insulin beeinträchtigen. Damit Insulin an die Rezeptoren einer Zelle andocken kann, ist Stickstoffmonoxid (NO) nötig, Harnsäure vermindert jedoch die Bioverfügbarkeit des NO und somit die Insulinsensitivität. Die Zellen verlieren allmählich ihre Fähigkeit, auf Insulin zu reagieren. Man spricht von einer Insulinresistenz. Das genannte NO sorgt für die Flexibilität der Blutgefäße und durch die hohen Harnsäurespiegel verlieren die Blutgefäße ihre Elastizität. So entwickelt sich das Risiko für Herz-Kreislauf-Erkrankungen und erhöhten Blutdruck.

Unter normalen Umständen kommt unser Darm mit der Menge an Fructose zurecht, da aber die Transportmoleküle begrenzt sind, führt ein Zuviel zu Bauchschmerzen, Durchfall und Blähungen. Diese viele Fructose kann auch unsere Darmflora im Dünndarm stören und zu einem Leaky-Gut-Syndrom (Seite 37) führen. Auch die Anzahl unserer Bifido- und Laktobakterien sinkt, wohingegen sich Enterokokken und E. coli vermehren. Und gerade Letztere haben das Potenzial, Entzündungsprozesse zu fördern.

Hinzu kommt, dass Fructose um einiges süßer schmeckt als Haushaltszucker, günstiger ist und wegen des schön klingenden Namens in Fertiggerichten verwendet wird. Sie intensiviert den Geschmack, sorgt für eine schöne Bräunung von Backwaren und verhindert die Eiskristallbildung von Tiefkühlkost. Das macht sie zum perfekten Inhaltsstoff von Fertigprodukten.

Fructose macht auf 3 Arten dick: Sie wird in Fett umgewandelt und gespeichert. Sie verhindert die Fettverbrennung. Und sie blockiert unser Sättigungsgefühl.

Zwei nützliche Ballaststoffe

Beta-Glucane sind Ballaststoffe, die nicht verdaut werden, aber das Wachstum von Bakterien im Darm fördern. Sie finden sich in Haferflocken und Gerste wieder.
Ein weiteres nützliches Darmfutter ist Inulin, welches unsere Darmbakterien verwerten. Die Zugabe von Inulin zur Nahrung förderte die Vermehrung von protektiven Darmbakterien und stimuliert über Interleukin-22 das Überleben und Wachstum von Darmzellen. Die Insulinsensitivität konnte durch Inulin verbessert und Merkmale des metabolischen Syndroms verringert werden. Inulin steckt beispielsweise in Chicorée, Löwenzahn, Schwarzwurzel, Spargel und Topinambur.

Es ist einfach zu viel

Kristallzucker hat überhaupt keinen Nährwert über die enthaltenen Kalorien hinaus, dabei ist unser Verbrauch in den letzten Jahren dramatisch gestiegen. Die deutsche Bevölkerung verzehrt pro Kopf im Jahr 35 kg, das sind etwa 100 g täglich. Dabei empfiehlt die WHO maximal 25 g freien Zucker pro Tag zu sich zu nehmen, die Gesellschaft für Ernährung 50 g Komplettzucker, also inklusive des natürlichen Fruchtzuckers, der etwa in Obst vorkommt. Es ist so, dass wir 80 Prozent des zugeführten Zuckers über Fertigprodukte (ich schreibe bewusst nicht Nahrungsmittel) und nur 20 Prozent mit dem Löffel Zucker zum Espresso oder dem Zucker im selbst gebackenen Kuchen zu uns nehmen.

Zucker meiden

Kristallzucker sollte gemieden werden. Hier streicht man am besten rigoros den normalen Haushaltszucker genauso wie süße Getränke, Fertiggerichte oder fertige Backwaren vom Bäcker, da diese oft mehr Zucker als nötig enthalten. So wird sich die Zuckermenge sicherlich um knapp 80 Prozent reduzieren und man hat die Möglichkeit, etwas Süßes bewusst und mit Genuss zu konsumieren. Wenn man selbst bäckt und Desserts oder Süßspeisen zubereitet, kann man die Menge problemlos kontrollieren. Manchmal hat man einfach das Verlangen nach etwas Süßem, und dem darf man dann auch nachgeben (in Maßen). Denn im Gegensatz zu Allergien oder Unverträglichkeiten reagiert unser Körper auf Zucker nicht mit sofortigen Beschwerden, wenn man mal einen Keks genascht hat.

Warum histaminarm?

Wie wir bereits gelernt haben, führt zu viel Histamin im Körper zu mehr Entzündungen. Und das unabhängig davon, ob eine HIT (Seite 26) vorliegt. Und auch darüber hinaus wurde bei Patientinnen und Patienten, die keine diagnostizierte Histaminintoleranz haben, histaminabhängige Beschwerden nachgewiesen, sodass das 4-Wochen-Programm auch für sie sehr hilfreich sein kann, wie wir uns nun ansehen wollen.

Wofür ist Histamin gut?

Die Histaminwirkung als solche ist ähnlich der überschießenden Reaktion: Sie hat zunächst einmal einen schützenden Aspekt. Der menschliche Körper produziert Histamin, um die Gefäße zu erweitern und so den Blutdruck zu senken. Außerdem stimuliert es die Magensaftausschüttung zur Verdauung und zum Schutz vor Bakterien, es hat Einfluss auf unseren Appetit und unseren Schlaf. Der Botenstoff Histamin soll eigentlich als Schutzmechanismus in unserem Körper fungieren und durch vermehrt produziertes Sekret, mehr Schleim, eine erhöhte Darmbewegung und Husten schädliche Dinge aus unserem Körper entfernen. Histamin ist insofern hilfreich, kann aber im Überschuss vorhanden eben Beschwerden hervorrufen.

Histamin und Kopfschmerzen

Bei Gesunden wie Menschen mit Migräne können dosisabhängige Kopfschmerzen durch Histamin bewirkt werden. So ist bei vielen Migränegeplagten eine reduzierte DAO-Aktivität nachweisbar und die Betroffenen berichten über eine Triggerung durch histaminhaltige Speisen und Wein.

Histamin und der Darm

Bei der entzündlichen Darmkrankheit Morbus Crohn werden durch die Immunbotenstoffe u.a. histaminhaltige Mastzellen, endokrine histaminhaltige Zellbestandteile im Darm und Granulozyten (weiße Blutkörperchen) indirekt aktiviert. Bei der Colitis ulcerosa, ebenfalls eine entzündliche Darmkrankheit, geschieht dies sogar direkt. Ein Schaden der Darmschleimhaut kann so zu einem gestörten Histaminmetabolismus führen. Bei entsprechend schwerer Entzündung betrifft die Erhöhung der Histaminkonzentration auch das Blut, sodass hier eine histaminarme Ernährung sehr sinnvoll erscheint. Und auch beim Reizdarmsyndrom hat der Botenstoff Histamin einen entscheidenden Einfluss, denn er wird durch Stress freigesetzt, wie wir bereits gesehen haben (Seite 27).

Histamin im weiblichen Zyklus

Im Urogenitaltrakt kann Histamin ebenfalls zu Beschwerden und Krankheitsbildern führen. Etwa im weiblichen Genitaltrakt werden v.a. in Mastzellen, Endothel- und Epithelzellen in Uterus und in den Eierstöcken Histamin produziert, und so kann es zu zyklusabhängigen Kopfschmerzen und Dysmenorrhoe bei HIT kommen. Patientinnen mit einer Dysmenorrhoe können von einer histaminarmen Kost profitieren, da Histamin zur Kontraktion (Zusammenziehen) glatter Muskulatur dient und so die Beschwerden verstärkt. Es wird vermutet, dass sich zum Zeitpunkt der Periode die Ausschüttung von DAO reduziert, welches ja eigentlich Histamin abbaut, damit dieses am Uterus agieren kann. Dazu passt auch die erhöhte Empfindlichkeit von Asthmapatientinnen zum Zeitpunkt ihrer Periode. Es kann also durchaus hilfreich sein, 2–3 Tage vor der erwartenden Periode ein Antihistaminikum einzunehmen!

Histamin und Nesselsucht

Auch die Beschwerden bei der chronischen Urtikaria (Nesselsucht) sind größtenteils auf die Wirkung von Histamin zurückzuführen. Histamin wird durch eine Fehlreaktion der Hautmastzellen freigesetzt, dockt an Blutgefäße und Nerven der Haut an und reizt diese. Mittel der ersten Wahl sind bei dieser Erkrankung Antihistaminika, die nicht müde machen. Begleitend sollte aber auf jeden Fall auch eine histaminarme Diät gemacht werden, denn alleine dadurch geht es einem Großteil der Betroffenen signifikant besser.

Biogene Amine

Viele Nahrungsmittel enthalten histaminähnliche Stoffe (biogene Amine). Darunter fallen Tyramin, Phenylethylamin, Putrescin, Cadaverin und Spermin. Manche Produkte wie Schokolade enthalten nur solche biogene Amine und gar kein eigentliches Histamin, können aber trotzdem Probleme verursachen. Oft kommen biogene Amine aber auch gemeinsam mit Histamin vor, haben eine ähnliche Wirkungsweise, rufen daher dieselben Symptome hervor, oder sie behindern den Abbau von Histamin.

Histaminliberatoren

Histaminliberatoren sind wiederum Amine, die aus histaminhaltigen Zellen Histamin freisetzen. Dazu zählen Cadaverin, Spermin und Spermidin. Lebensmittel, die solche Histaminliberatoren enthalten, sind typischerweise Erdbeeren und Zitrusfrüchte. Es wäre wünschenswert, die Verpackung von

Nahrungsmitteln würden den Histamingehalt ausweisen.

Was alles meiden?

Ausführliche Listen mit unverträglichen Lebensmitteln findet man im Internet (mehr dazu bei meinen Empfehlungen hinten im Buch, Seite 175). Diese sind häufig sehr lang und nicht alles trifft auf alle Betroffenen zu. Außerdem erschrickt man leicht, wenn man die Listen studiert und denkt, man könne quasi gar nichts mehr essen. Daher würde ich zunächst alles rot Markierte aussortieren und die Lebensmittel, die grün erscheinen, weiter essen. Alles, was mittelverträglich oder individuell ist, einfach durchprobieren. Überlegen Sie sich gut, welche Lebensmittel in Ihrer Küche nicht fehlen dürfen oder schlecht zu ersetzen sind.

Achtung: Auch bestimmtes Obst und Gemüse kann Beschwerden hervorrufen.

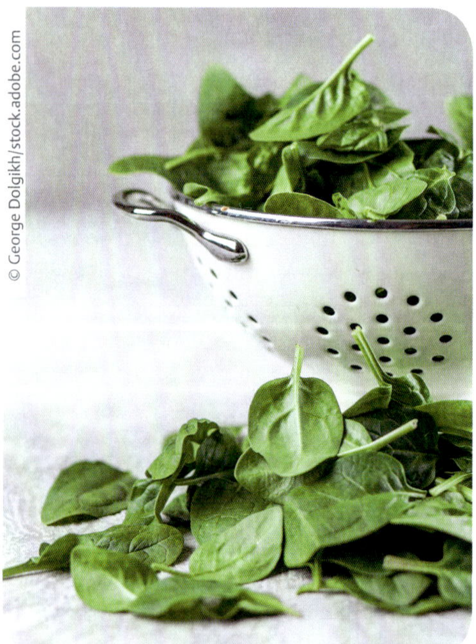

© George Dolgikh/stock.adobe.com

Die häufigsten Auslöser histaminabhängiger Beschwerden sind:

- alkoholische Getränke (insbesondere Rotwein),
- Käse (insbesondere Hartkäse wie Emmentaler oder Parmesan),
- Schokolade,
- Rohwürste, Salami, roher Schinken,
- Nüsse,
- Fisch und Schalentiere (Muscheln, Garnelen),
- Tomaten, Sauerkraut, Spinat,
- Zitrusfrüchte, Kiwi, Erdbeeren, Papaya und Ananas.

Zunächst histaminarm

Da bei chronischen Entzündungen immer Histamin als Entzündungsmediator eine Rolle spielt und auch weitere Beschwerden dadurch hervorgerufen werden können, meiden wir histaminreiche Nahrungsmittel beim 4-Wochen-Programm (Seite 60). Leiden Sie nicht zusätzlich unter einer HIT, können Sie durch ihre Nährstoffzusammensetzung wertvolle Nahrungsmittel wie Tomaten, manche Nüsse, Kakao oder Avocados am Ende des 4-Wochen-Programms unter Eigenbeobachtung etwaiger Symptome oder Beschwerdeverschlechterung wieder eingeführt werden. Hierzu dient das Ernährungsprotokoll, welches am Ende des Buches eingefügt ist (Seite 169).

Die Rezepte sind also grundsätzlich histaminarm aufgebaut, können aber später abgewandelt werden. Ebenso kann man Histaminliberatoren, die das Histamin aus körpereigenen Mastzellen freisetzen, wie Zitrusfrüchte, Hülsenfrüchte, Walnüsse, Erdbeeren, ebenfalls nach dem 4-Wochen Programm auf ihre Verträglichkeit austesten.

Was ist gut?

Bisher haben wir betrachtet, was bei einer Entzündung vermieden werden soll. Nun wollen wir die Inhaltsstoffe ansehen, die Sie häufiger zu sich nehmen sollten.

Zunächst erfahren Sie, wie sich sowohl unsere Hauptnährstoffe als auch die Mikronährstoffe auf Entzündungen auswirken. Grundsätzlich wird bei Nährstoffen, die wir zu uns nehmen, zwischen Makro- und Mikronährstoffen unterschieden. Aus beiden Gruppen sind bestimmte Stoffe besonders wichtig, um Entzündungsprozesse zu minimieren.

Makronährstoffe

Unter Makronährstoffen versteht man Kohlenhydrate, Eiweiß und Fette. Sehen wir uns diese also einmal genauer an.

Kohlenhydrate

Über eine Kohlenhydratsubstitution brauchen wir uns in der heutigen Zeit und in unseren Breitengraden gar keine Sorgen zu machen. Das Gegenteil ist eher der Fall: Wir sind mehr als gut mit Kohlenhydraten versorgt und sollten ihre Zufuhr eher verringern.

Eiweiß

Protein (Eiweiß) wird aus 20 Aminosäuren gebildet, die zum Teil essenziell sind (essenzielle Substanzen kann unser Körper nicht selbst herstellen, daher müssen wir sie mit der Nahrung aufnehmen). Der Mensch braucht täglich knapp 1 g Eiweiß pro kg Körpergewicht. Wenn man keine Milchprodukte isst, etwa aufgrund einer HIT oder einer milcheiweißfreien Ernährung, sollte man einmal die Eiweißmenge, die man täglich zu sich nimmt, unter die Lupe nehmen. Fallen noch dazu Hülsenfrüchte und einige Nüsse weg, kann man leicht zu wenig Eiweiß in einer Mahlzeit haben. Somit bleiben von den eiweißreichen Lebensmitteln nur Fleisch- und Wurstwaren, Eier, etwas Fisch (da er von Haus aus schon histaminreich ist) und verträgliche Nüsse.

Gemüse und Getreide enthalten zwar auch Eiweiß, aber davon müsste man schon eine sehr große Menge zu sich nehmen, damit man auf die empfohlene Tagesmenge käme. Zwar sind Hülsenfrüchte reich an Eiweiß, jedoch zählen sie zu den Histaminliberatoren und sollten daher gemieden werden. Ganz wichtig ist die Kombination der pflanzlichen Eiweiße: Verzehren Sie also nicht einfach ein paar Haferflocken mit Hafermilch zum Frühstück, sondern mischen Sie lieber Hafer- und Dinkelflocken und genießen Sie sie mit Reisdrink, 1 TL Mandelmus, ein paar Hanfsamen und Kokosraspeln. Achten Sie auf eine clevere Kombination der einzelnen Aminosäuren, die in Pflanzenprodukten vorkommen. So können Sie auch Kartoffeln mit Ei essen oder Eierreis mit Sesam. Auch in Pseudogetreide wie Quinoa steckt viel Eiweiß. Ebenso in grünem Blattgemüse, in Chiasamen und Kürbiskernen.

Fette

Bei den Fetten unterscheiden wir gute und schlechte Fette. Es gibt 3 Hauptgruppen, die in unserem Körper Gutes tun: gesättigte, einfach und mehrfach ungesättigte Fettsäuren. Die schlechten sind Transfette oder minderwertige Pflanzenöle.

Die gesättigten Fettsäuren stecken etwa in Butter und in Kokosnüssen (sie sollten nur wenig verzehrt werden), einfach ungesättigte Fettsäuren in Oliven, Avocados und Macadamianüssen sowie in deren Ölen (sie dürfen gerne häufig gegessen werden). Mehrfach ungesättigte Fettsäuren unterscheidet man in Omega-6-Fettsäuren (in Nüssen und Samen wie Sonnenblumen-, Kürbiskernen und Mandeln enthalten) und Omega-3-Fettsäuren (in fettem Fisch, Leinsamen, Algenöl und Walnüssen). Letztendlich ist das Mengenverhältnis der Omega-3- zu Omega-6-Fettsäuren entscheidend: Im Idealfall liegt es bei 1:4. Wir sollten mit unserer Ernährung also mehr Omega-3-Fettsäuren aufnehmen. Momentan beträgt das durchschnittlich verzehrte Verhältnis 1:20, das ist sehr unausgewogen.

Das Problem bei solchen hohen Mengen Omega-6-Fettsäuren: Aus der aufgenommenen Linolsäure (u. a. aus Soja-, Sonnenblumen-, Maiskeimöl, manchen Nüssen, fettreicher Wurst und Fleisch) synthetisiert der Körper Arachidonsäure, welche entzündungsfördernd wirkt. Diese kommt außerdem in tierischen Lebensmitteln wie Fleisch, Wurst, Schmalz, Innereien, Fisch, Ei, Käse und Milchprodukten selbst vor. Dem gegenüber stehen die Omega-3-Fettsäuren EPA und DHA, die entzündungshemmend wirken. Sie sollten also viel gegessen werden.

Schlechte Fette sind sog. Transfette, denn sie erhöhen das Risiko für Herzinfarkt und ebenfalls Entzündungen im Körper, sollten also gemieden werden. Sie sind vor allem in Fertigprodukten, Fertigbackwaren und Fast Food enthalten.

Mikronährstoffe

Unter Mikronährstoffen fassen wir fett- und wasserlösliche Vitamine, Mineralstoffe wie Kalzium und Eisen sowie Spurenelemente wie Zink zusammen.

Bei chronischen Erkrankungen macht es durchaus Sinn, einmal den Blutspiegel zu kontrollieren, um zu sehen, ob alle Nährstoffe in ausreichender Menge vorhanden sind. Oft ist man doch erschrocken darüber, wo sich Mängel auftun, die es zu beheben gilt. Dann sollte gezielt substituiert und nicht ein »Rundumpaket« in Form eines Kombipräparats genommen werden. Am besten geeignet sind Präparate aus Pflanzenextrakten.

Vitamine

Fettlöslich sind die Vitamine A (Retinol), D, E und K, wasserlöslich die Vitamine des B-Komplexes (B_1, B_2, B_3, B_5, B_6, B_{12}, Biotin und Folsäure) sowie Vitamin C.

Die ausreichende Versorgung mit Vitamin C ist bei einer gemüsereichen Ernährung meist kein Problem. Es sollte jedoch bei einer HIT oder bei Entzündungen, die sich durch histaminhaltige Lebensmittel verschlechtern, in ausreichender Menge vorhanden sein. So beläuft sich die Empfehlung bei einer HIT sogar auf 1000 mg pro Tag (am besten verteilt über den Tag und als Pulver, Kaugummi oder Lutschtablette, da die Mundschleimhaut das Vitamin C so sofort aufnehmen kann). Histamin wird normalerweise über DAO (Seite 17) abgebaut, viel schneller geht es jedoch mit Vitamin C, denn es führt zur Oxidation von Histamin. Auf diese Weise senkt ein hoher Vitamin-C-Spiegel das Histamin im Blut.

Mineralstoffe

Mineralstoffe kann man in Makro- und Mikromineralien unterteilen. Von Makromineralien wie Kalzium und Magnesium benötigt der Körper mehr als 100 mg pro Tag, von Mikromineralien weniger als 100 mg. Zu diesen zählen Zink, Eisen, Selen und Jod.

Wir brauchen über den Tag verteilt ca. 1000 mg (1 g) Kalzium und im Winter zusätzlich Vitamin D. Oft reicht es bei einer milchfreien Kost aber vollkommen aus, 500 mg als eine Tablette einzunehmen, da wir den Rest z. B. über Haferdrink mit Kalzium (hier auf den Zusatz von Kalzium achten!), grünes Gemüse (wie Brokkoli), kalziumreiches Mineralwasser und Mandeln bekommen. Wenn auf Dauer keinerlei Milchprodukte verzehrt werden, ist es umso wichtiger, die Ernährung einmal mit einer Ernährungsfachkraft zu analysieren, damit keine Mangelerscheinungen auftreten. Kalzium ist besonders wichtig, da es ein Mastzellenstabilisator ist. Daher sollte es bei Entzündungen ausreichend in unserem Körper vorhanden sein.

Superfoods

Sie sind derzeit in aller Munde, doch was ist das überhaupt, ein »Superfood«? Hier ist der Name die Erklärung: echt super Essen!

Die Nährstoffdichte ist in einem solchen Nahrungsmittel unglaublich hoch. Es ist schließlich für jeden einleuchtend, dass in einem Teller Nudeln mit Butter viel weniger Nährstoffe stecken als in einem kleinem Müsliriegel bestehend aus Haferflocken, Lein- und Chiasamen, Kürbiskernen, Heidel- und Goji-Beeren. Selbst wenn dieser Riegel nur ein Bruchteil des Nudelgerichtes wiegt …

Auch einige unserer heimischen Pflanzen bieten viele Nährstoffe, die dem Körper gut tun. Sie stärken unser Immunsystem und wirken Alterungs- und Abbauprozessen entgegen. So sind Superfoods Nährstoffbomben, die sich nicht nur in exotischen Lebensmitteln wie Goji-Beeren, Chiasamen, Spirulina oder Weizengraspulver befinden, sondern auch in heimischen Lebensmitteln, die nicht so weit gereist sind.

Unterschiedliche Nährstoffgehalte

Beachten Sie bitte beim Einkauf Ihrer Lebensmittel, dass nicht alle Böden gleich nährstoffreich sind. Ob man sie düngt oder durch Brachliegen wieder fit bekommt, macht einen Unterschied. Und natürlich sind die Herkunft, lange oder kurze Anfahrtswege und die Produktionsbedingungen (bio oder nicht) ebenso für den Nährstoffgehalt entscheidend. Daher kann man nur jedem raten, auf dem Markt bei regionalen Händlern einzukaufen, statt bei der großen Supermarktkette. Die Produkte sind frisch, regional, man kann sich über die Herkunft und Bedingungen genau informieren und für die Umwelt ist es viel besser, wenn die Früchte nicht um die halbe Welt reisen müssen.

Antioxidantien

Es wurden Zusammenhänge zwischen oxidativem Stress (also wenn im Stoffwechsel ein Ungleichgewicht zwischen freien Radikalen, die unsere Zellen schädigen, und Radikalfängern besteht) und Entzündungsprozessen festgestellt. Insofern gilt es, entsprechende Auslöser für oxidativen Stress zu vermeiden. Aber wie können diese Auslöser aussehen?

Lebensstil ändern

Der Lebensstil spielt eine große Rolle. Übermäßiger Stress, Schlafmangel, zu wenig Tageslicht und zu wenig Bewegung erhöhen das Risiko für chronische Entzündungsprozesse. Daneben gibt es zahlreiche Umweltfaktoren, die sich in den letzten 50 Jahren entwickelt oder verändert haben und als Triggerfaktoren für oxidativen Stress agieren können. Daher gilt es, diese schädlichen Einflüsse einerseits zu minimieren.

Antioxidativ essen

Andererseits kann man oxidative Prozesse aber auch aktiv aufhalten: Einige Vitamine und Mineralien besitzen ein antioxidatives Potenzial und greifen auf diesem Wege positiv in das Entzündungsgeschehen ein. Unter den Vitaminen stechen die Vitamine A, C, D und E hervor, wobei Vitamin D die Reifung und Entwicklung von Immunzellen reguliert. Unter den Mineralstoffen sind Magnesium, Zink und Selen erwähnenswert. Man spricht dabei von Antioxidantien. Diese bieten Schutz vor freien Radikalen, indem sie diese abfangen und somit unsere Zellen schützen. Diese freien Radikale sind ungebundene Sauerstoffatome, die sich gerne an Lipide, also Fette, binden und so Entzündungen und Zellschäden hervorrufen. Entweder werden sie vom eigenen Körper bei Stoffwechselvorgängen selbst freigesetzt oder sie können durch schädliche Substanzen wie Zigarettenrauch, Umweltgifte oder UV-Strahlung aufgenommen werden. Antioxidantien »geben« dem einzelnen Sauerstoffatom ein weiteres und gehen so mit ihm eine stabile Beziehung ein.

Natürliche Antioxidantien sind, wie bereits erwähnt, die Vitamine C und E, daneben polyphenolische Antioxidantien sowie Carotinoide. Diese Radikalfänger finden sich in vielen Obst- und Gemüsesorten, Pflanzenölen, Kaffee, Rotwein sowie in verschiedenen Gewürzen wie Kurkuma oder Ingwer.

Vitamin C ist in Beeren, Paprika, Zitrusfrüchten, Kiwis, Brokkoli und Petersilie enthalten und ist ein wasserlösliches Vitamin. Das bedeutet, dass wir es nicht speichern können, sondern regelmäßig zu uns nehmen müssen. Das geschieht bei größeren Mengen am besten über den Tag verteilt, da es sonst zu Magenschmerzen führen kann und das Zu-

Phytinsäure & Saponine

Phytinsäure ist in einigen Pflanzen enthalten und schützt sie vor dem Verzehr durch Insekten, aber auch vor Fäulnis oder Schimmel. Im Grunde ist sie eine Art Antinährstoff, der uns bei übermäßiger Einnahme nicht guttut. Sie kommt in Nüssen, Samen und Kernen vor, außerdem in Getreide, v. a. dem Kleienanteil, und in Bohnen. Aus diesem Grund sind Vollkornprodukte zunächst mit Vorsicht zu genießen, da ihre Phytinsäure das Mehr an Nährstoffen im Vergleich zu weißem Mehl quasi »ausgleicht«. Es hilft, vor dem Verzehr Bohnen, Samen und Nüsse einzuweichen und das Einweichwasser wegzuschütten. Zusätzlich besitzen Hülsenfrüchte Saponine, die in Wasser Schaum bilden, ein Phänomen, das man vom Kochen kennt. Diese Schaumwirkung kann jedoch unserem Darm schaden. Daher sollten Hülsenfrüchte immer gut gewaschen und die individuelle Toleranzgrenze ausgetestet werden.

viel auf einmal gleich wieder ausgeschieden wird.

Vitamin E hingegen ist ein fettlösliches Vitamin, das der Körper speichern kann. Es findet sich in Eiern, Vollkorngetreide, Nüssen, Samen und Kernen.

Flavonoide finden sich in vielen Obst- und Gemüsesorten wie Äpfeln, Beeren, Tomaten, Sellerie, Grünkohl und grünem Tee.

Eine Untergruppe der Flavonoide sind die **Anthocyane**, die einige Pflanzen tief blau färben. Als bestes Beispiel dienen hier die Heidelbeeren, Brombeeren oder auch die blauschwarzen Johannisbeeren. Gemüsesorten mit blauroter Färbung sind Rotkohl oder Auberginen. Auch in grünem Blattgemüse stecken viele Anthocyane.

Indole befinden sich in Kreuzblütlern wie Blumenkohl, Grünkohl, Rosenkohl und allen voran in Brokkoli. Sie haben auch eine antioxidative Wirken und schützen uns zusätzlich, indem sie versuchen, das Entzündungsverhalten einzudämmen.

Sulforaphan ist ein Bestandteil der Kreuzblütler. Er wirkt antioxidativ und unterstützt entgiftende Enzyme.

Carotinoide sind farbige Pflanzenpigmente, die der Körper in Vitamin A umwandeln kann. Das Farbspektrum reicht von Gelb bis Rot und es findet sich z. B. in Aprikosen, Kürbissen und Möhren.

Weitere nützliche Inhaltsstoffe

Weitere pflanzliche Inhaltsstoffe, die entzündungshemmend wirken, sind Bromelain (in Ananas), Curcumin (in Kurkuma), Capsaicin (in Paprika und Chili), Galactolipide (in Hagebutten), Monoterpene (in ätherischen Ölen), Sulfide (in Knoblauch und Zwiebeln) sowie Spurenelemente.

Sehr nährstoffreiche histaminarme Lebensmittel sind Beeren, Bio-Butter, Brokkoli, Eier, Grünkohl, frischer, fetter Fisch, Kartoffeln, Kürbisse, Mandeln, Macadamianüsse, Kürbiskerne, Möhren, Paranüsse, Olivenöl, Petersilie, Rote Bete, frisches rotes Fleisch, Quinoa, Süßkartoffeln und Kohlsorten.

Alle bitter schmeckenden Nahrungsmittel und Kräuter wie Löwenzahn, Chicorée oder Radicchio stimulieren die Leber- und Gallenfunktion und können auch als Nahrungsergänzungsmittel in Form von Bittertropfen eingenommen werden.

Wenn Sie sich hauptsächlich also von diesen gesunden Lebensmitteln und quasi Superfoods ernähren, können Sie beruhigt auch hin und wieder einmal »sündigen«, ohne Ihre Entzündungen gleich wieder zu befeuern. Wer sich hauptsächlich von Gemüse, Getreide, Samen, Kernen, guten Ölen, Fisch und wenig frischem Fleisch sowie Eiern ernährt, verträgt auch hin und wieder ein Stück selbst gebackenen Beerenkuchen oder ein paar Haferkekse!

Organe entlasten

Unsere Organe stellen einen wichtigen Anker dar, wenn es um Entgiftung und Abbau von schädlichen Substanzen geht. Funktionieren sie nicht richtig, ist unser Körper schnell überlastet und Entzündungen haben leichteres Spiel.

Die Leber

Die Leber ist das zentrale Stoffwechselorgan des Menschen. Mit Ausnahme von Fetten gelangen alle Nährstoffe, die im Darm aufgenommen werden, zunächst in die Leber und werden dort verstoffwechselt. Dabei filtert sie täglich etwa 2000 l Blut und funktioniert wie eine kleine Chemiefabrik. Sie hat mehr als 500 Aufgaben, darunter die Aufnahme und Verteilung von Aminosäuren, die Herstellung von Proteinen, die Speicherung von Kohlenhydraten als Glykogen (dem Zuckerspeicher) und die Synthese von Fetten. Sie synthetisiert außerdem Hormone, Blutgerinnungsfaktoren, Enzyme, sie bildet und speichert Vitamine (die fettlöslichen Vitamine E, D, K, A) und Eisen und sie stellt die Gallensäure her, welche als Lösungsvermittler wasserunlöslicher Stoffe wirkt. Weiterhin fördert sie die Fettverdauung und Ausscheidung mancher Substanzen, die bei Abbauprozessen entstehen, wie der Blutfarbstoff auf Erythrozyten, der für die dunkle Farbe unseres Stuhlgangs verantwortlich ist. Die Leber ist nach der Haut unser zweitgrößtes Organ und somit unglaublich wichtig für unseren Körper, denn sie baut Giftstoffe und Hormone wie Östrogen, Testosteron, Wachstumshormone und Insulin ab. Sie verwandelt für uns schädliche Substanzen, die beim Stoffwechsel anfallen oder die wir aufnehmen, in weniger schädliche Stoffe, die wir dann ausscheiden können. Weitere Ausscheidungsorgane neben der Leber sind der Darm, die Nieren, aber auch die Haut.

Was entlastet unsere Organe?

Damit unsere Organe gut entgiften können, sollten wir sie mit ein paar einfachen Mitteln unterstützen.

Diese sind:

- viel trinken
- regelmäßig ins Schwitzen kommen
- für eine gute Verdauung sorgen (wird in Woche 1 des 4-Wochen-Programms ausführlich besprochen, Seite 62)

Das Problem mit dem Bauchfett

De facto kann übermäßiges Körpergewicht, insbesondere Bauchfett, unseren Körper sehr belasten. Denn Fettzellen sind wahre Hormonfabriken. Wenn sie überfüllt sind und in Sauerstoffnot geraten, schütten sie große Mengen entzündungsfördernder Hormone (Adipokine) aus. Diese beeinflussen unseren ganzen Stoffwechsel und unsere Immunabwehr. Daher sollte insbesondere bei chronischen Entzündungen darauf geachtet werden, dass sich unser Gewicht im Normalbereich befindet. So ist die Birnenform eines Körpers besser als die Apfelform. Denn das ungünstige Körperfett befindet sich an der Bauchmitte und nicht am Po.

Als hilfreich gilt außerdem die Einnahme von Chlorella (eine Süßwasseralge, erhältlich als Nahrungsergänzungsmittel), die ein exzellenter Entgiftungshelfer ist, da sie Schwermetalle bindet. Es gibt darüber hinaus die Möglichkeit, die Leber durch sog. Leberwickel in ihrer Entgiftungsarbeit zu unterstützen oder Sie probieren entgiftende Teesorten aus, wie sie in Drogerien und in Apotheken erhältlich sind.

Was schadet unseren Organen?

Da in unserem Stoffwechsel von Haus aus schädliche Substanzen anfallen, macht es natürlich Sinn, möglichst wenig weitere aufzunehmen. Lebertoxische Stoffe sollten reduziert werden, allen voran der Alkohol, dann unnötige Medikamente (z. B. bei Kopfschmerzen lieber die Ursache beheben), Umweltgifte, gesundheitsschädliche Putzmittel und Körperpflegeprodukte. Kleine Schäden, die durch eine geringe Aufnahme dieser Stoffe entstehen, kann die Leber gut »reparieren«. Eine regelmäßige Aufnahme hingegen führt zur Leberverfettung, bei der anstelle einzelner Leberzellen kleine Fetttöpfchen entstehen. Eine ständige Belastung kann zu einem schweren, irreversiblen Leberschaden wie der Leberzirrhose führen. Diese kann zusätzlich durch Gifte, lebertoxische Medikamente, Infektionen, Gallenwegserkrankungen, Stoffwechselerkrankungen oder durch Herzerkrankungen hervorgerufen werden.

Fettleber

Eine Fettleber haben etwa 20–30 Prozent der Bevölkerung der westlichen Industriestaaten. Fast alle Betroffenen sind übergewichtig und jeder zweite wird wegen einer Zuckerkrankheit behandelt. Mittlerweile leidet schon jedes 10. Kind an einer Fettleber, die durch falsche Ernährung entsteht. Die Kombination von Bewegungsmangel und dem Verzehr von ungesunden Lebensmitteln und süßen Getränken ist maßgeblich dafür verantwortlich. Hier ist insbesondere die Fructose (Seite 39) zu erwähnen.

Basenfasten

Die Idee des Basenfastens besteht darin, den Körper beim Entgiften zu unterstützen. Die Leber und andere wichtige Entgiftungsorgane werden es Ihnen danken.

Basenfasten ist eine Methode, um sich über eine Woche rein pflanzlich zu ernähren und auf Milchprodukte, tierisches Eiweiß und Getreide zu verzichten. Das soll uns dabei helfen, unseren Organismus zu entgiften sowie ein paar Kilogramm verlieren zu lassen. Diese Ernährungsform ist jedoch nicht für den Dauergebrauch gedacht, da ansonsten Makro- und Mikronährstoffe fehlen würden (z. B. B-Vitamine oder Kalzium).

Der Säure-Basen-Haushalt

Der normale pH-Wert des Blutes beträgt 7,40 und darf nur geringfügig schwanken, da sonst der Stoffwechsel nicht mehr reibungslos funktioniert. Damit dieser Wert im Normalbereich bleibt, verfügt unser Körper über ein ausgeklügeltes Puffersystem und kann in der Leber Säuren verstoffwechseln sowie durch Nieren und die Lungen einen pH-Ausgleich schaffen. In unserem Körper selbst herrschen sehr verschiedene pH-Werte von ganz sauer im Magen bis sehr basisch, kurz nachdem die Pankreasenzyme in den Darm entleert wurden. Unsere Haut und auch die Vagina der Frau haben einen »Säureschutzmantel«, der uns vor Bakterien und Viren schützt. Dieser darf nicht zu viel mit Seife in Berührung kommen, da wir den pH-Wert sonst Richtung basischen Bereich verschieben und ihn seiner Wirkung berauben. Ausschlag, Infektionen und Irritationen können daraus resultieren.

Von einer akuten Übersäuerung (metabolischen Azidose) spricht man, wenn der pH-Wert des arteriellen Blutes unter 7,35 liegt. Das könnte bei einem diabetischen Koma, Schock, Nierenversagen oder langem, schwerem Durchfall der Fall sein. Also wenn unsere Puffersysteme gestört sind. Auch eine atmungsbedingte Übersäuerung ist möglich, z. B. bei Asthma oder einer chronisch-obstruktiven Lungenerkrankung (COPD). Der größte Teil unserer täglichen Übersäuerung stammt also nicht aus der Nahrung, die wir zu uns nehmen, sondern fällt als Teil unseres Stoffwechsels an. Also dadurch, dass wir Nährstoffe wie Fett, Kohlenhydrate und Eiweiß verbrennen. Und für diesen Säureanfall ist unser Körper gut gewappnet, denn ein gesunder Mensch hat etwa 20-mal so viele freie Basenmoleküle wie freie Säuremoleküle und damit einen gewaltigen Puffer.

Unsere Ernährung

Allerdings ist die empfohlene Ernährungsweise aus 80 Prozent basischen Lebensmitteln wie Obst, Gemüse, Kernen, Nüssen, Keimlingen sowie Ölen und nur 20 Prozent tierischen Produkten, Getreide, Softdrinks, Zucker und Alkohol natürlich besser, als wenn wir weiterhin so viel Fleisch und tierische Produkte wie jetzt verzehren. Daher kann eine Basenfastenwoche durchaus ausprobiert werden, um unseren Körper frei von möglichen Allergenen oder reizenden Inhaltsstoffen aus Milch- und Getreideprodukten (Gluten) oder Fisch zu ernähren. Allerdings dürfen Personen mit HIT keine Keimlinge aufgrund der Histaminbelastung verzehren.

Basisch oder sauer?

Ob ein Nahrungsmittel basisch oder sauer wirkt, hängt von seiner Fähigkeit ab, Wasserstoffatome zu binden oder abzugeben, und damit von seinem individuellen Gehalt an basischen Salzen. Diese binden und neutralisieren Säuren. Interessant ist, dass der Geschmack uns oft nicht hilft, zwischen basen- und säurebildenden Lebensmitteln zu unterscheiden. Essig und Zitronensaft schmecken sauer, wirken jedoch basisch. Süß schmeckende Lebensmittel wie Süßigkeiten, Brot und Nudeln wirken allerdings sauer.

Mehr Gemüse

Viel Gemüse und Obst zu essen, müsste einen höheren Stellenwert in unserer Ernährung einnehmen. Leider ist es auf unseren Tellern dem Fleisch gewichen und auch die sog. »Sättigungsbeilagen« wie Nudeln haben überhandgenommen. Beim Basenfasten kommen hingegen nur pflanzliche Produkte auf den Tisch. Das könnte uns wiederum daran erinnern, dass pflanzliche Lebensmittel wieder den größeren Teil unsere Ernährung ausmachen sollten.

Weitere Infos zum Thema Fasten

Als Fasten wird die völlige oder teilweise Enthaltung von allen oder bestimmten Speisen, Getränken und Genussmitteln über einen bestimmten Zeitraum hinweg (üblicherweise für einen oder mehrere Tage) bezeichnet. Wird nur ein Genussmittel weggelassen, spricht man von einer Abstinenz. In vielen Kulturen erfolgt dies zu festgelegten Ritualen oder Jahreszeiten kollektiv oder individuell (z. B. das Fasten vor Ostern). Hiervon unterscheidet sich das Heilfasten, das zu einem höheren Wohlbefinden oder einer verbesserten Gesundheit führen soll.

Es finden sich heutzutage die unterschiedlichsten Formen: Heilfasten nach Buchinger, modifiziertes Fasten, Basenfasten, Schrothkur, F. X. Mayr-Kur, Früchtefasten, Saftfasten, Intervallfasten, Molkefasten, Suppenfasten und Veganfasten. Prinzipiell kann jeder fasten, allerdings nicht unmittelbar nach einer Operation, in der Schwangerschaft oder Stillzeit. Oft geht der Fastenkur eine Darmreinigung voraus, die ganz unterschiedlich durchgeführt werden kann (z. B. über einen Einlauf oder Abführmittel).

Das 4-Wochen-Programm

Mit unserem 4-Wochen-Programm (Seite 60) werden wir unsere eigene Fastenkur durchführen, indem wir auf Milchprodukte, Kristallzucker und Weizen verzichten. Dies soll unserer Gesundheit zugutekommen und für mehr Wohlbefinden sorgen. Auch hier besteht die Möglichkeit, den Darm vor Beginn zu entleeren, es ist aber kein Muss.

Der neue Speiseplan

Nachdem wir erfahren haben, welche Nahrungsmittel weggelassen werden sollten und welche Inhaltsstoffe besonders förderlich sind, sehen wir uns nun Ihren neuen Speiseplan an.

Die folgenden Lebensmittel dürfen fortan unseren Kühlschrank und die Speisekammer füllen.

Ein Überblick

Diese Produkte können Sie immer auf Vorrat zu Hause haben: Tiefkühlkost (Kräuter, Gemüse, Obst, Fisch, aber auch Fleisch), Gemüsekonserven, Pesto, vegane Aufstriche, Nudeln, Reis, Kartoffeln, vegane Sahne, Pflanzendrinks, Samen, Nüsse und Kerne, Gewürze, Tees, Kaffee, Mineralwasser, Öle, diverse Mehle.

Frisches Gemüse und Obst kaufen Sie einmal wöchentlich, und das am besten von Erzeugern aus der Region auf dem Wochenmarkt (das Gleiche gilt für Fleisch). So haben Sie trotz der reizarmen Kost eine ganz große Bandbreite, aus der Sie wählen können! Nun nehmen wir die einzelnen Produktklassen noch einmal genauer unter die Lupe, angefangen bei der wichtigsten.

Gemüse

Diese Gemüsesorten sind gesund und lecker und dürfen ruhig öfter auf den Tisch: Salate (Eisberg-, Feld- und Romanasalat), Radicchio, Zuckerhut, Blumenkohl, Brokkoli, Chicorée, Chinakohl, Fenchel, Paprika (gelb, rot und grün), Grünkohl, Kartoffeln (mehrere Sorten ausprobieren, denn sie schmecken alle unterschiedlich, sind mehlig- oder festkochend), Knollensellerie, Kohlrabi, Kürbis, Lauchzwiebeln, Lauch, Mangold, Mais, Möhren, Pak Choi, Pastinaken, Petersilienwurzeln, Rhabarber, Rosenkohl, Rote Bete, Rotkohl (frisch, nicht eingelegt), Spargel, Staudensellerie, Wirsing, Zwiebeln (weiß), Zucchini (grün und gelb).

Obst

Bei diesen Obstsorten dürfen Sie gerne zuschlagen: Äpfel, Aprikosen, Brombeeren, Cherimoya, Granatäpfel, Hagebutten, Heidelbeeren, Honigmelonen, Johannisbeeren, Kaki, Kaktusbirnen, Kirschen, Mangos, Mirabellen, Nektarinen, Maracujas, Pfirsiche, Physalis, Quitten, Reineclauden (Ringelotten), Stachelbeeren, Galia-, Zucker- und Wassermelonen, Weinbergpfirsiche.

Für den Kühlschrank

Den Kühlschrank dürfen Sie hiermit füllen: Butter, Butterschmalz, frisches Fleisch, Frischwurst und gekochter Schinken (keine geräucherte oder gepökelte Wurst), fangfrischer oder TK-Fisch (außer Hering, Matjes, Sardelle, Sardine, Thunfisch, Krebs, Muscheln und fertig panierter Fisch).

Für den Vorratsschrank

In Ihren Küchenschrank oder die Speisekammer dürfen in der Zukunft die folgenden Produkte einziehen.

Getreide & Co. Dinkel-, Hafer- oder Reismehl (dazu Haferflocken oder Reis fein mahlen) sowie Roggen-, Buchweizen- und Kartoffelmehl. Weitere verträgliche Stärkelieferanten sind Hirse, Erdmandel, Mais und Quinoa. Alles gibt es als Korn, schon gemahlen, als Flakes oder teilweise gepufft, wodurch Abwechslung auf den Teller kommt. Keine Getreidekeimlinge und keinen Weizen kaufen!

Öle Raps- und Olivenöl, Schwarzkümmelöl, Hanföl und Leinöl

Nüsse und Samen Chiasamen, Hanfsamen, Kokosnuss, Kürbiskerne, Leinsamen, Macadamianüsse, Mandeln, Mohn (in geringen Mengen und frisch gemahlen), Pinienkerne, Pistazien, Paranüsse, Sesamsamen

Nüsse und Samen zunächst nur in geringen Mengen verwenden und ihre Verträglichkeit austesten. Oft sind für den Magen-Darm-Trakt ganze Körner nicht gut bekömmlich, daher zunächst gemahlen verwenden (am besten mit Schale kaufen und selbst mahlen). Nüsse und Samen verderben recht schnell und werden so histaminhaltig, daher lieber in einem Supermarkt kaufen, der einen großen »Umsatz« an diesen Produkten hat und wo sie nicht schon lange im Regal stehen.

Gewürze & Kräuter Salz ohne Jod oder Rieselhilfen, Anis, Basilikum, Brotgewürz, Estragon, Galgant, Garam Masala, Ingwer (frisch), Kerbel, Kümmel, Kurkuma (z. B. für Golden Milk mit Pflanzendrink), Lebkuchengewürz, Kaffir-Limettenblätter, Koriander, Liebstöckel, Majoran, Melisse, Oregano, Paprikapulver, Petersilie, Pfeffer (weiß; meist verträglich), Rosmarin, Salbei, Senfkörner (meist verträglich), Schnittlauch, Schnittknoblauch (meist verträglich), Thymian, Tonkabohne, Vanille, Zimt, Zitronengras

Am besten halten Sie frische Kräuter in Töpfen auf dem Balkon oder der Fensterbank.

Außerdem

Diese Lebensmittelgruppen kommen noch hinzu.

Brot & Brötchen ohne Weizenkeim- und Gerstenkeimmehl, Gerstenmalz, Bananen und Quark

Superfoods Kurkuma, Amlabeeren, Kaffee, grüner Tee, Brokkoli, Chiasamen, Açaí-Beeren, Aroniabeeren, Goji-Beeren, Cranberrys, Granatäpfel, Sellerie, Grünkohl (Kohlgemüse allgemein), Leinsamen, Hagebutten, Petersilie, Avocados, Quinoa, Rote Bete, Hanfsamen

Die Zusammenstellung macht's

Mindestens 500 g Gemüse und Obst (nach individueller Verträglichkeit) sollten pro Tag und 25 verschiedene Sorten pro Woche verzehrt werden. Darüber hinaus dürfen es gerne 2–5 Bio-Eier pro Woche sein, je 2-mal Fisch und Fleisch (125 g pro Portion), 20–30 g Nüsse, Samen und Kerne nach Verträglichkeit pro Tag, 4 Portionen Getreide (eine Portion entspricht 50-100 g ungekochtes Getreide wie Müsli, Hirse, Hafer und 70-100 g gekochtes Getreide wie Nudeln oder Reis, je nach Verträglichkeit) und gute Öle 5–15 TL pro Tag je nach Größe und Körpergewicht sowie würzende Zutaten. Und von (ungesüßten!) Getränken nehmen Sie am besten 30–40 ml/kg am Tag zu sich.

Immer frisch zubereiten

Ein ganz großes Plädoyer möchte ich noch für die frische Essenszubereitung halten. Nichts geht über Frischgekochtes! Mal ganz abgesehen davon, dass dies für Personen mit einer HIT generell nötig ist. Natürlich nimmt der Kochprozess eine gewisse Zeit in Anspruch, aber nicht jedes Gericht benötigt stundenlange Vorbereitung. Unter der Woche reichen Pellkartoffeln mit einem Rührei, ein paar Tropfen gutem Olivenöl und reichlich Petersilie als einfaches Gericht. Oder man schnippelt gleich eine doppelte Menge Gemüse (z. B. Pak Choi, Brokkoli, Kürbis, Paprika und Möhren) und brät einen Teil als Pfannengemüse in gutem Olivenöl mit reichlich frischen Kräutern an und die andere Portion gibt es am nächsten Tag als Gemüsesuppe. Eine andere Möglichkeit wären Blitznudeln mit Brokkoli, Schinken und einer Sauce aus Nudelwasser und etwas veganer Streichcreme. Oder man püriert frische Kräuter, Nüsse und Samen mit etwas Oliven-, Lein- oder Hanföl und isst dieses schnelle Pesto zu Dinkelnudeln.

Und natürlich dürfen sich Gerichte auch wiederholen, wenn Sie mal müde oder kaputt sind. Haben Sie heute auf Kreativität in der Küche keine Lust, dann empfehle ich Kartoffeln: Sie machen satt, stecken voller guter Inhaltsstoffe und lassen sich ganz toll abwandeln. Außerdem schmeckt jede Sorte unterschiedlich. Wenn Kinder mitessen, geht nichts über Pfannkuchen in allen Varianten. Noch schneller zubereitet sind Arme Ritter: aus Bio-Eiern, Pflanzendrink und Vollkorntoast. So braucht man auch kein schlechtes Gewissen zu haben.

Kochen als Selfcare

Wenn Sie Lust und Muße haben, können Sie selbstverständlich aufwendig kochen und dies bewusst tun, quasi als Hobby oder auch als meditativen Akt nach einem langen Tag. Schließlich haben wir für so vieles Zeit: Handy, im Internet surfen, fernsehen. Man muss sich nur seine Prioritäten bewusst setzen. Essen kochen und backen haben für mich persönlich Priorität, denn ich schätze selbst zubereitete Gerichte sehr.

» So sieht Ihr neuer Speiseplan aus.

IHR NEUER SPEISEPLAN

GEMÜSE & OBST

500 g pro Tag

Das meiste ist gut verträglich (bei Tomaten, Spinat, Rucola, Zitrusfrüchten, Kiwis, Erdbeeren, Papaya und Ananas aufpassen). Je vielfältiger, desto besser für unser Darmmikrobiom: Ideal sind 25 verschiedene Sorten pro Woche.

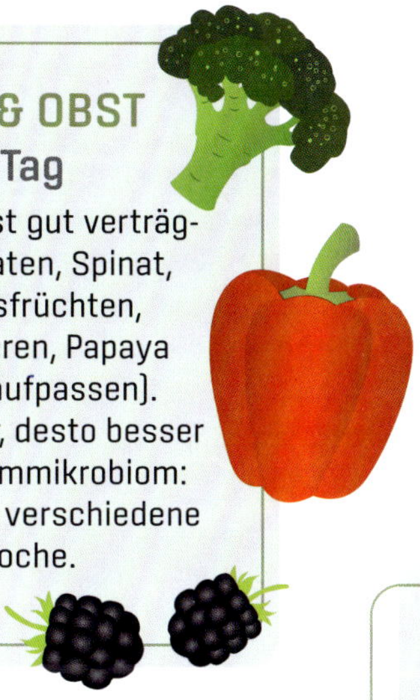

FLEISCH & FISCH

je 2-mal pro Woche

Frisches Fleisch, gekochter Schinken und viele Kaltwasserfische wie Seelachs, Lachs, Scholle und Kabeljau sind meist verträglich.

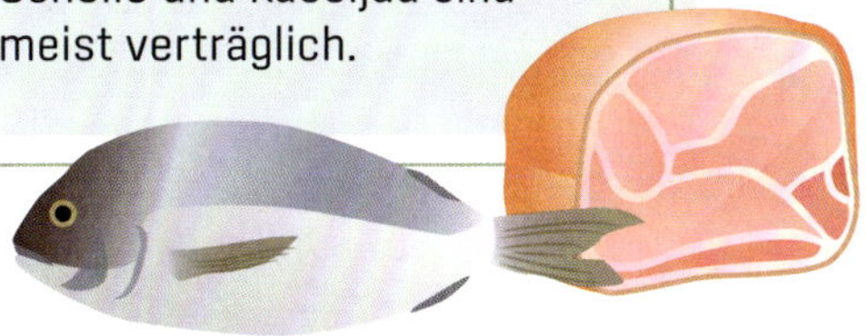

ÖLE, GETREIDE & CO.

5–15 TL Öl, 4 Portionen Getreide

Bis auf Sonnenblumen-, Maiskeim- und Sojaöl ist alles erlaubt. Viele Getreidesorten sind möglich, nur kein Weizen. Außerdem sind Reis, Hirse, Erdmandel, Mais und Quinoa meist verträglich.

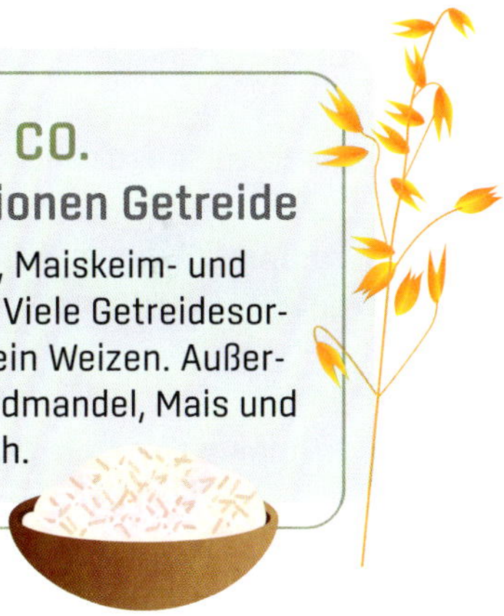

BIO-EIER

2–5 pro Woche

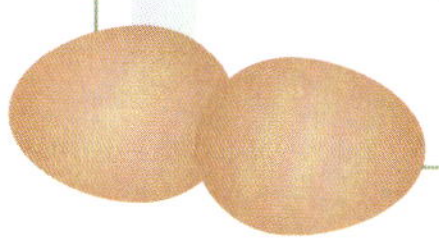

GEWÜRZE & KRÄUTER

gerne täglich

Zahlreiche Gewürze und frische wie getrocknete Kräuter sind (individuell) gut verträglich.

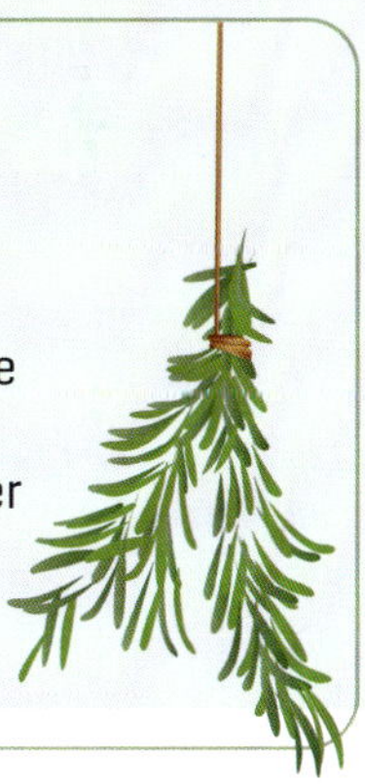

NÜSSE & SAMEN

20–30 g pro Tag

Viele Kerne, Samen und Saaten sind verträglich. Bei Nüssen muss auf die individuelle Verträglichkeit geachtet werden.

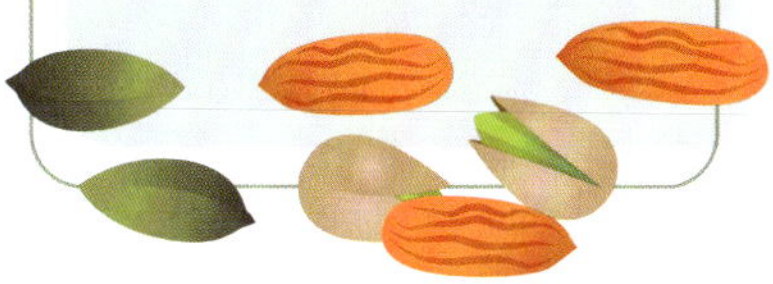

UNGESÜẞTE GETRÄNKE

30–40 ml/kg pro Tag

Fertiggerichte schaden

Ganz wichtig ist, dass wir nicht so viele Fertiggerichte essen. Selbstverständlich darf es ab und zu fertige Gnocchi geben, wenn es mal schnell gehen muss. Aber das sollte die Ausnahme bleiben. Außerdem enthalten Fertig- oder Halbfertiggerichte Verdickungs- und Konservierungsmittel, die das Essen möglichst haltbar machen sollen. Diese können nicht ohne Einfluss auf unsere Gesundheit bleiben. Man stelle sich nur vor, die Wurst in der Verpackung wird mit Substanzen behandelt, die das Bakterienwachstum verhindern sollen. Was passiert da wohl in unserem Darm, wenn jene Stoffe dort ankommen? Wahrscheinlich werden sie einen gewissen Einfluss auf das Wachstum unseren guten Darmbakterien haben.

Man muss nur einmal bewusst das Kleingedruckte auf einer Schinkenverpackung lesen. Eigentlich sollte darin nur Schinken aus Schweinefleisch mit ein paar Gewürzen enthalten sein. Aber es finden sich verschiedene Farb- und Aromastoffe, Konservierungsmittel, verschiedene Säuren und Nitrate wieder. Weil es darum geht, dass die Lebensmittel möglichst lange haltbar sind, und nicht mehr darum, dass sie schmecken und verträglich sind. Irgendwo habe ich mal den Satz gelesen: Iss nichts, was deine Oma von der Verpackung her nicht als Essen erkannt hätte. Und da ist was dran. Ein Beispiel dafür sind Backmischungen: Eigentlich enthalten sie nur Zucker und Mehl, zusätzlich aber Konservierungsmittel und Aromen. Den Hauptteil der frischen Zutaten muss man weiterhin selbst hinzufügen: Eier, Butter, Milch. Es wäre durchaus denkbar, den Kuchen gleich selbst zu backen, indem man das Mehl, Backpulver und den Zucker selbst zusammenmischt. So schwer ist das gar nicht.

Notfallkost – wenn die Entzündung mal ganz schlimm ist

Plötzlich »blüht« die Entzündung so richtig auf – Sie fühlen sich schlecht und brauchen akute Hilfe? Dann kann dieser Notfallplan eine erste und schnelle Linderung bringen. Denn diese Lebensmittel gehen immer, vor allem wenn der Bauch mal eine Auszeit braucht: gekochte oder gedünstete Kartoffeln, Reis, Zucchini, Möhre, Pute oder Hühnerfleisch ohne Haut. Auch Suppen oder Reis-, Hafer- und Grießbrei sowie Knochenbrühe oder Hühnersuppe sind gut verträglich. Tee, Toast und (Dinkel-)Zwieback werden außerdem meist gut vertragen. Generell gilt: am besten gekocht und warm! Warme Suppen sind einfach viel leichter verdaulich als Rohkostsalate mit Körnern. Allerdings kann auch ein Salat gedünstet und warm gegessen werden und bereits gekochtes Gemüse als kalter Salat.

Reizarm klappt auch unterwegs

Wenn Sie sich im Büro reizarm ernähren möchten, können Sie zum Beispiel selbst eine Kleinigkeit wie Nudeln, Reis oder Kartoffeln im Wasserkocher kochen (dafür ein eigenes Gerät mitbringen!) und sie mit Butter oder Olivenöl essen.

Beim Restaurantbesuch empfiehlt es sich, Kartoffeln, Kartoffelgerichte oder verträgliches Gemüse mit einem gebratenen oder gegrilltem Stück Fleisch zu bestellen. Dieses wird typischerweise frisch zubereitet und nicht wie ein Braten schon 2 Tag vorher gekocht und dann aufgewärmt. Gerichte mit Dinkelnudeln oder Reis eignen sich gut, da sie von Haus aus nicht histaminhaltig sind.

Oder man ordert einfach Nudeln mit Butter (von der Kinderkarte).

Außerdem sind die meisten Restaurants mittlerweile auf Unverträglichkeiten eingestellt, wobei Sie von einer »Allergie« gegen die unverträglichen Lebensmittel sprechen sollten, damit deutlich wird, dass hier kein Kompromiss eingegangen werden kann. So lässt es sich auch reizarm unterwegs, im Urlaub oder im Restaurant essen.

Tipps für mehr Energie im Alltag

Vielleicht können Sie die eine oder andere der unteren Angewohnheiten in Ihrem Tagesablauf integrieren oder Sie haben spontan das Gefühl »das passt zu mir!«.

So stärken Sie sich gegen mögliche Entzündungstrigger:

- Morgen- und Abendrituale (wie die morgendliche Spazierrunde)
- Achtsamkeitsübungen, Akupunktur, gedankliche Bewertungen loslassen
- Dankbarkeitsübungen
- Haustiere halten
- Im Haus oder Garten kreativ werden
- kochen (dazu haben Sie im Rezeptteil (Seite 83) viel zum Ausprobieren)
- lachen
- lesen
- Massagen (für mehr Oxytocin in Ihrem Leben)

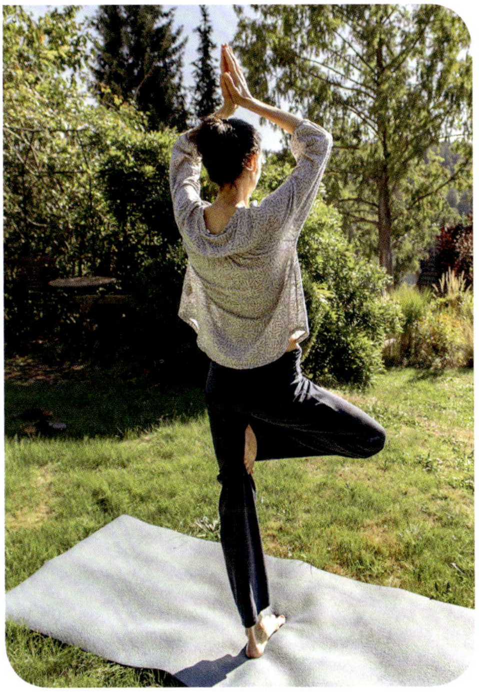

Durch Alltagsrituale und das generelle Reduzieren von Stressoren dämmen Sie die Entzündung zusätzlich ein.

- Musik hören und dazu tanzen (mehr Bewegung und gute Laune sind garantiert)
- die Natur beim Waldbaden oder bei Spaziergängen erfahren
- Saunabesuche
- Sonne tanken (macht gute Laune und produziert wichtiges Vitamin D)
- spielen (Stressreduktion und im Hier und Jetzt sein)
- an therapeutische Hilfe denken

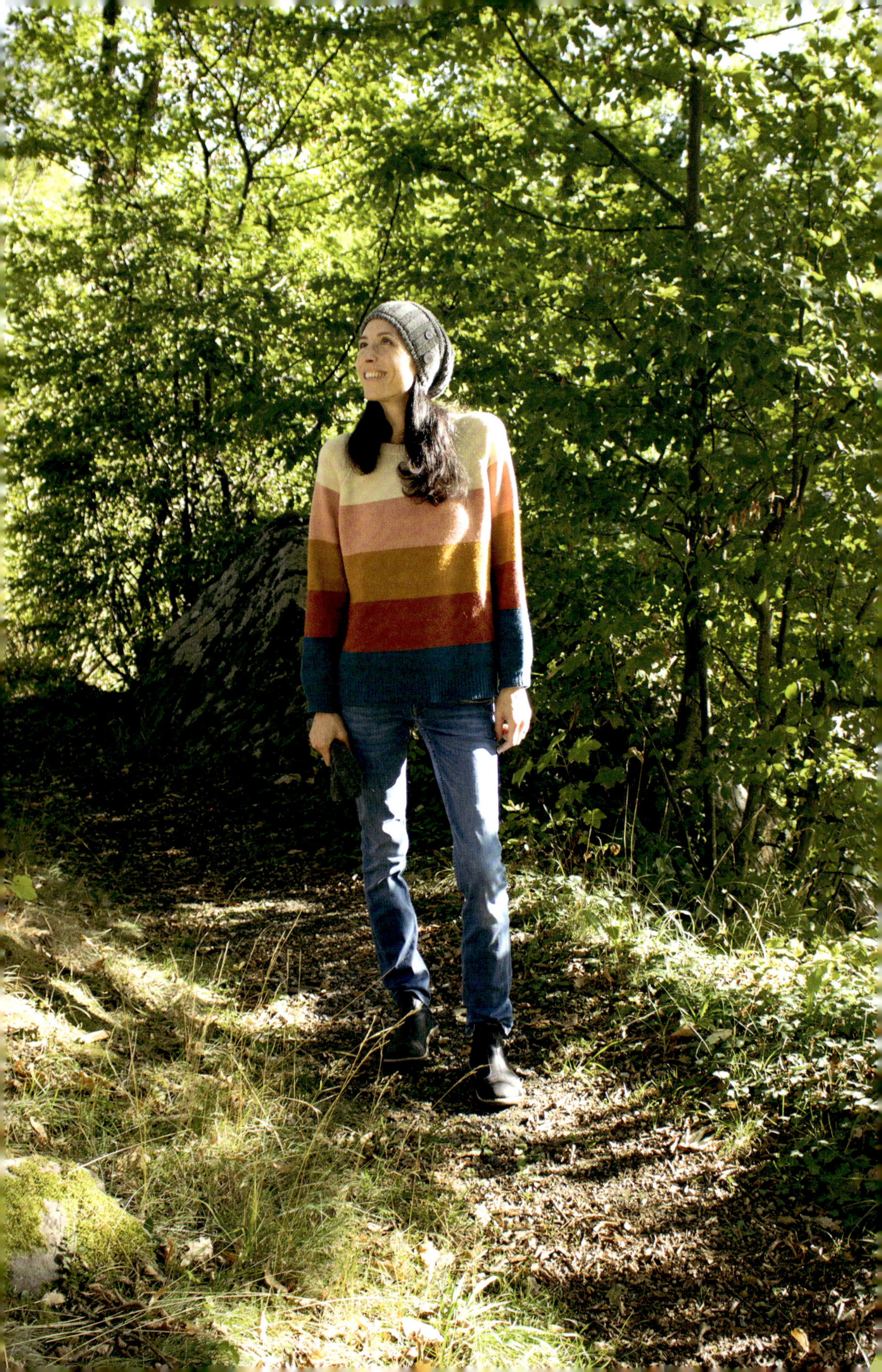

Das 4-Wochen-Programm

Mit diesem Programm machen Sie Ihren Körper für die neue Ernährungsweise, die Sie nun kennengelernt haben, fit und erfahren, was Ihre persönlichen Entzündungstrigger sind.

Bevor es losgeht

Bevor wir mit dem 4-Wochen-Programm loslegen, stellen wir unseren Körper mit einem Detox-Tag auf Reset. Außerdem erfahren Sie, was hinter den 4 Wochen steckt.

Das 4-Wochen-Programm bietet zahlreiche Rezepte mit Frühstücksvorschlägen, Hauptgerichten, Suppen und Salaten, Brot und Brötchen, Dessertideen, Snacks und Kleinigkeiten für unterwegs sowie verträgliche Basics. Zuerst wollen wir aber einmal Grundlegendes klären und unseren Körper für eine solche Fastenkur fit machen.

Warum 4 Wochen?

Wenn Sie unsicher sind, ob Sie ein Nahrungsmittel nicht so gut vertragen, wie Weizen bzw. Gluten, Milchprodukte, bestimmte Gemüse- und Obstsorten oder Koffein, macht es Sinn, das verdächtige Produkt 4 Wochen wegzulassen. Die Magenzellen regenerieren schon nach 24 Stunden, sodass man Magenschmerzen oft nach 1–3 Tagen los ist. Der Darm braucht ein paar Tage länger, aber auch hier sollten Beschwerden nach 1 Woche zurückgegangen sein. Die Haut hat einen Wachstums- bzw. Regenerationszyklus von 4 Wochen und diese Zeit braucht es, bis man hier eine Veränderung bemerkt. Daher sollte man eine probeweise Umstellung durchaus 4 Wochen durchhalten. Aus diesen Gründen habe ich das Programm für 4 Wochen konzipiert. Dieser Zeitraum vergeht einerseits schnell, andererseits lassen sich nach dieser Zeit eindeutige Veränderungen bemerken.

Der Detox-Tag

Wenn die Entzündungswellen mal wieder hochschlagen, man zu viel gefeiert, nicht optimal gegessen, mehr Alkohol getrunken oder zu wenig geschlafen hat, macht es Sinn, einen Detox-Tag einzulegen. Mit diesem Detox-Tag beginnt auch das 4-Wochen-Programm. Wir wollen unseren Körper, insbesondere unser Verdauungssystem, entlasten, damit die Leber entgiften kann und unser Darm nicht durch zu viele und komplexe Speisen überfordert ist, sondern sich auf seine weitere Aufgabe als Teil des Immunsystems konzentrieren kann.

Was ist zu beachten?

Alkohol, Limonaden und koffeinhaltige Getränke werden gestrichen, stattdessen sollten Sie viel stilles Wasser, Mineralwasser oder Kräutertees zu sich nehmen. Am besten über 2 l, denn Histamin ist wasserlöslich! Es gibt nur gekochte oder gedünstete »einfache« Speisen. Zusätzlich sollte ein nächtliches Fasten von mindestens 12–14 Stunden eingehalten werden.

Achten Sie darauf, dass Sie an diesem Tag genug Schlaf bekommen, denn Ihr Körper braucht diesen, um zu regenerieren. Unterstützen können Spaziergänge oder kurze Yoga- oder Meditationseinheiten, um den Stresspegel zu minimieren. Hilfreich ist außerdem die Einnahme von Vitamin C, Kalzium und evtl. Quercetin, um die Mastzellen zu stabilisieren. Notfalls kann ein Antihistaminikum nach ärztlicher Rücksprache eingenommen werden.

Wie sieht so ein Tag aus?

Wenn möglich, starten Sie am Wochenende, sodass Sie am Abend davor Ihre letzte Mahlzeit um 18 Uhr zu sich nehmen und früh zu Bett gehen können. Den Detox-Tag selbst beginnen Sie mit einem Porridge aus Haferflocken und Haferdrink oder Wasser, dazu gibt es eine kleine Portion Apfelmus oder anderes Fruchtkompott, alternativ das Porridge für Eilige (Seite 93), welches auch als schnelle Zwischenmahlzeit geeignet ist (ohne frische Früchte, stattdessen mit Kompott). Mittags werden Kartoffeln auf dem Plan stehen, diese gibt es gekocht, gedünstet oder als Ofenkartoffeln (die übliche Menge einer Portion ist das, was in 2 hohle Hände passt). Dazu gibt es Meersalz und 1 EL Olivenöl für den Fettgehalt (gerne auch ein selbst gemachtes Kräuteröl, Seite 87).

Zum Abendessen, das aufgrund unseres nächtlichen Fastens (Intervallfasten) bereits um 17 Uhr gegessen werden sollte, gibt es gekochten Reis mit Möhren.

Während des Programms

An den weiteren Tagen essen wir morgens Porridge aus dem Baukasten (Seite 93), zunächst ohne Nüsse und frische Früchte, Grieß- oder Reisbrei mit etwas Zimt, Reissirup oder etwas gekochtem Kompott (Fruchtmus ohne Zucker). Dazu gibt es Espresso, Kaffee (maximal 2 Tassen pro Tag) oder Kräutertee. Mittags genießen wir viel Gemüse mit Stärkelieferanten wie Reis oder Dinkelnudeln und guten Ölen. Diese sollen uns zusätzlich sättigen, da wir in der Woche 1 noch kein Protein aus Fleisch zu uns nehmen und die pflanzlichen Proteine aus Gemüse oft nicht ausreichend lange sättigen, da wir andere Mahlzeiten gewohnt sind. Abends gibt es Suppen (zunächst ohne Toppings). Auch eine herzhafte wie wärmende Knochenbrühe (Seite 128) ist sehr nahrhaft und gut für unseren Darm. Wenn möglich, sollte das nächtliche Fasten in der ganzen ersten Woche beibehalten werden und jeweils etwa 12 Stunden dauern.

Gesundheitscheck

Um Ihren Zustand vor den 4 Wochen mit dem danach vergleichen zu können, macht es Sinn, den Gesundheitsbogen hinten im Buch (Seite 169) auszufüllen, bevor Sie starten. So sehen Sie, was Ihnen die entzündungshemmenden Rezepte in den 4 Wochen gebracht haben – ein Motivator, auch künftig auf eine bekömmliche Ernährung zu achten und sich damit etwas Gutes zu tun.

Woche 1 – die Verdauung stärken

Ein Grundpfeiler unserer Gesundheit ist die gute Verdauung, und um die soll sich die erste Woche auch drehen. Welche Nahrungsmittel sind dabei wertvoll?

In Woche 1 werden wir nur gekochte, gedünstete oder im Ofen gebackene Speisen mit einem großen Gemüseanteil zu uns nehmen und zunächst auf Rohkost, Fleisch und Gebratenes verzichten, da dies für unseren Verdauungstrakt Mehrarbeit bedeuten würde. Wir werden uns ausgiebig mit unserer Verdauung auseinandersetzten und erfahren, wie man sie gut unterstützen kann, um Entzündungszeichen zu reduzieren. Zusätzlich meiden wir Alkohol, denn der kann den Histaminabbau reduzieren und er entwässert unseren Körper. Darüber hinaus ist es wichtig, viel Flüssigkeit zu uns zu nehmen, damit unsere Verdauungssäfte besser fließen und unsere Nieren Giftstoffe besser ausscheiden können.

Welche Gerichte sind erlaubt?

Die Rezepte für die erste Woche können beliebig aus dem Rezeptteil (Seite 83) zusammengestellt werden: Hier ist jedoch darauf zu achten, zunächst nur Rezepte mit dem Button W1 zu wählen. Kochen Sie gerne manche Gerichte mehrmals, denn unser Darm braucht nicht die ständige Abwechslung, ganz im Gegenteil genießt er die Monotonie. Daher können Sie es sich einfach machen, indem Sie die doppelte Menge Gemüse waschen, klein schneiden und für 2 Tage weiterverarbeiten. So sieht unsere Ernährung aus: gekochtes Getreide in Form von Porridge, Grieß- und Reisbreien mit Fruchtmus, selbst gemachter Konfitüre oder Kompott zum Frühstück. Über den Tag gibt es dann Dinkelnudeln, Reis und Suppen, klassische Hühnerbrühe (Seite 128), Kartoffeln in vielen Varianten sowie Gemüse- und Reisgerichte (zunächst ohne blähende Gemüsesorten wie Zwiebeln und Kohlgemüse).

Eine gute Verdauung ist wichtig

Dass eine gute Verdauung immens wichtig ist, fällt einem leider immer erst auf, wenn die eigene nicht mehr astrein funktioniert.

Es ist doch häufig so: Wir wissen unsere Gesundheit erst so richtig zu schätzen, wenn wir krank sind.

Im Mund beginnt es

Die Verdauung fängt schon im Mund an. Doch häufig wird das Essen in großen Bissen, ohne zu kauen, heruntergeschlungen. Und leider gibt es nach dem Mund keine Zähne mehr, und unser Körper muss unsere Nachlässigkeit in puncto Kauen und Zerkleinern mühlevoll mithilfe von Sekreten leisten. Wir zermahlen die Nahrung mit unseren Zähnen also zu einem Speisebrei, welcher zusätzlich durchgespeichelt und mit Amylasen (Enzymen) aus unserem Speichel vorverdaut wird. Daher sollten auch Suppen, Smoothies und Breie »gut gekaut« werden, sodass der Magen es viel leichter hat, die Bestandteile mit seinen Verdauungsenzymen weiterzuzerkleinern.

Auch die Größe der Portion spielt eine wesentliche Rolle für eine gesunde Verdauung. Generell sollte unser Essen die Größe unserer beiden Fäuste oder die Füllmenge unserer hohlen Hände haben. Für die Fleischbeilage eignet sich der Handteller als Portionsgröße sehr gut, bei Fisch die ganze Handfläche (100–120 g).

Im Dünndarm geht es weiter

Im Dünndarm erfolgt nun die Resorption der einzelnen Nahrungsbestandteile: der Makro- und Mikronährstoffe. Leider wird nicht alles aufgenommen, was sich in unserer Nahrung befindet. Sind im Essen z. B. 400 mg Kalzium enthalten, heißt das noch lange nicht, dass unser Körper diese auch komplett aufnehmen kann und unsere »Rechenbilanz« stimmt.

Alle Nährstoffe (außer Fette) gelangen ins Blut und werden zur weiteren Verarbeitung zur Leber transportiert. Die Fette gelangen mittels unseres Lymphsystems etwas oberhalb unseres Herzens in die Blutbahn. Alles Fett, also hochwertiges Olivenöl genauso wie billiges Frittierfett, wird über unserem Herzen ausgegossen und erst später, wenn es endlich die Leber erreicht, abgebaut. Man sollte sich das wirklich vor Augen führen: Unser Herz gebadet in Olivenöl oder begossen mit altem Frittierfett! Wenn das kein Grund ist, sich über die Qualität der Fette in unserer Nahrung Gedanken zu machen.

Das passiert im Dickdarm

Substanzen, die nicht aufgenommen werden können, wie Fasern bzw. Ballaststoffe, wandern weiter in den Dickdarm. Dort wird hauptsächlich Wasser resorbiert.

Die Darmflora

Ein weiteres Thema, welches gerade in aller Munde oder genauer in jedem Darm ist, ist die Darmflora, heute auch Mikrobiom genannt. Dieses ist sehr vielfältig und es leben auf der Darmschleimhaut gute und schlechte Bakterien, die zusammen ungefähr 3–4 kg unseres Körpergewichts ausmachen. Tatsächlich besteht der Großteil unseres Stuhls aus abgestorbenen Bakterien.

Wenn sie aus den Fugen gerät

Normalerweise sind die guten Bakterien in unserem Darm in der Überzahl und halten die Schlechten in Schach. Manchmal jedoch kommt es zu Verdauungsstörungen, sei es durch veränderte Essensgewohnheiten wie im Urlaub, durch Infektionen, eine

Antibiotikaeinnahme oder eine Veränderung des Mikrobioms. Man hat mittlerweile herausgefunden, dass es sog. »Moppelbakterien« (Firmicuten) gibt, die zu einer Gewichtszunahme führen, und auch Bakterien, die einen eher schlank halten (Bacteroidetes). Hier ist die Ernährungsform elementar, da wir die Firmicuten durch eine ungesunde Ernährungsweise mit zu viel Zucker, Weißmehl usw. fördern, während viel Gemüse und eine pflanzliche Kost das Vorkommen der Bacteroidetes begünstigen.

Einige Menschen mit Verdauungsproblemen profitieren daher von einer Behandlung oder Veränderung ihres Darmmikrobioms durch die Einnahme von Darmbakterien in Kapselform. Diese können sehr vielfältig sein, und nicht alle sind bei einer HIT geeignet. Gut wären Bifidobakterien und Laktobazillen. Holen Sie für die richtige Wahl am besten ärztlichen Rat ein oder fragen Sie eine Ernährungsfachkraft. Nach einer längeren Antibiotikatherapie, bei der sowohl gute als auch schlechte (Darm-)Bakterien angegriffen werden, ist eine Einnahme von Probiotika oft hilfreich.

Ballaststoffe

Damit die Verdauung gut funktioniert, ist neben guten Darmbakterien und einer ausreichenden Trinkmenge auch die Aufnahme von Ballaststoffen, die für eine verstärkte Füllung unseres Darms sorgen und als Futter für unser Darmmikrobiom dienen, wichtig.

Typische Ballaststoffe sind Fasern von Obst und Gemüse, Schalen von Vollkornprodukten und manche unverdaulichen Mehrfachzucker, die sog. Oligosaccharide, die z. B. in Erbsen und Bohnen vorkommen. Auch Vielfachzucker aus stärkehaltigen Lebensmitteln sind unverdaulich und dienen als Füllmaterial im Darm, könnten jedoch zu Blähungen führen. Daher sollte man sich bei einer Nahrungsumstellung auf mehr Ballaststoffe oder resistente Stärke immer etwas Zeit lassen und den Darm langsam daran gewöhnen. Auch sollten Gemüse und Obst zunächst gekocht oder gedünstet und erst später als Rohkost gegessen werden.

Blähungen

Die Dickdarmbakterien haben die Angewohnheit, den Speisebrei zu vergären. Das kennen viele nach dem Genuss von Hülsenfrüchten, Lauch- und Zwiebelgewächsen oder bei Intoleranzen, bei denen Personen Blähungen von Laktose und Fructose bekommen. Hier sind die Zucker, welche nicht im Dünndarm aufgenommen werden konnten, das Problem. Sie wandern weiter in den Dickdarm, binden Wasser, werden vergoren und führen zu einer Aufblähung des Bauches. Hier hat man 2 Möglichkeiten: Entweder diese Zucker werden nur in geringer Menge konsumiert, mit der der Dünndarm fertigwird, oder wir nehmen Präparate ein, welche die Zucker umwandeln bzw. bei der Aufnahme helfen.

Möglicherweise können Verdauungsprobleme auch durch sog. FODMAPs (Fermentable Oligo-, Di-, Monosaccharides and Polyols) entstehen. Diese schwer absorbierbaren Zucker können im Darm vergären und zu Beschwerden führen. Sie sind enthalten in Zuckeralkoholen, Weizen, Früchten, Hülsenfrüchten und Milchprodukten.

Falls Sie häufig von Bauchschmerzen geplagt werden, lassen Sie dies abklären, da Nahrungsunverträglichkeiten mittlerweile sehr häufig vorkommen. Starke Blähungen und Schmerzen sind nicht normal und müssen nicht sein!

Ein Einlauf kann helfen

Bei akuten Problemen, etwa bei Verstopfung (Obstipation), kann eine Hydro-Colon-Therapie kurzfristig hilfreich sein. Letztendlich versteht man darunter einen Einlauf, wie er schon zu Omas Zeiten gemacht wurde, heute klingt das Ganze nur moderner. Wenn möglich beginnen wir unseren Detox-Tag daher auch mit einem kleinen Einlauf, um unseren Körper zu entlasten.

Viele Expertinnen und Experten raten bei einer Darmbehandlung zunächst zur Reinigung von oben mithilfe von Glaubersalz oder Rizinussöl und oder zu der Entleerung von unten mittels eines Einlaufes. Anschließend wird die Einnahme guter Darmbakterien empfohlen, manchmal in Kombination mit Heilerde. Dies sollte jedoch nur unter ärztlicher oder anderer fachlicher Anleitung ausprobiert werden. Zu oft sollte man einen Einlauf jedoch nicht machen, denn jeder Einlauf hat eine Auswirkung auf unser Darmmikrobiom.

Intervallfasten als Hilfe

Manchen Menschen hilft bei Verdauungsproblemen ein paar Tage lockeres Intervallfasten, durch das dem Bauch zwischen der Nahrungsaufnahme eine ausreichende Pause geboten wird, um die ganzen Nährstoffe aufzunehmen und sich zu regenerieren. Der Dünndarm »putzt« sich gerne zwischen den einzelnen Mahlzeiten durch, das ist das laute Grummeln, welches man oft hört. Wir können diesen Vorgang unterstützen, indem wir nicht ständig zwischen den Mahlzeiten snacken: hier ein paar Nüsse, dort einen Smoothie oder einen Cappuccino.

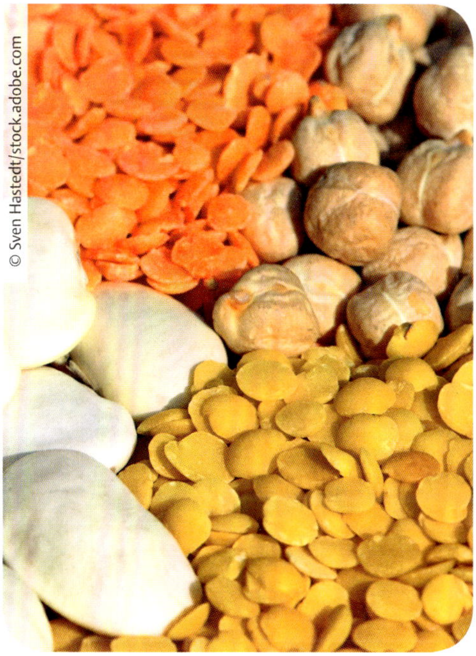

© Sven Hastedt/stock.adobe.com

Hülsenfrüchte wie Bohnen, Linsen oder Kichererbsen können zu Blähungen führen.

Verallgemeinern kann man die Dauer der Pausen schlecht, da jede Mahlzeit unterschiedlich schnell verdaut wird, je nachdem, woraus sie besteht. So ist ein Honigtoast mit Tee zum Frühstück »schneller weg«, als wenn man ein Müsli mit Früchten und Samen zu sich nimmt, ganz zu schweigen von einem Steak mit einer Portion Bratkartoffeln. So macht es Sinn, auf seinen Bauch zu hören. Und das meine ich wörtlich: Das Grummeln ist Programm.

Tagsüber sollten die Pausen zwischen den Mahlzeiten 3–5 Stunden betragen und nachts ist eine Pause zwischen Abendessen und Frühstück von 12 Stunden hilfreich. Dies werden wir in unserem Programm ausprobieren. Beim strengen Intervallfasten werden hingegen alle Mahlzeiten tagsüber innerhalb von 8 Stunden eingenommen und nachts wird eine Pause von 16 Stunden eingehalten. Generell kann ausprobiert werden, wie der Schlaf sich verändert, wenn man die letzte Mahlzeit 4 Stunden vor dem Schlafengehen zu sich nimmt und nicht unmittelbar davor. Wenn man jedoch zunehmen möchte oder schnell Hunger hat, sollte man sich nicht zu sehr kasteien. Auch bei chronischem Stress sollten die Essenspausen nicht zu groß sein.

Auf den Körper hören

So werden wir bewusst auf das Snacken in Woche 1 verzichten und beobachten, was sich in unserem Körper verändert. Der ist nämlich ziemlich clever und sendet uns permanent Signale. Wenn man am Arbeiten ist, bemerkt man aber manchmal ein Hungersignal überhaupt nicht. Erst viel später stellt man plötzlich fest, dass einem schon schlecht vor Hunger ist! Dann sollte man kurze Pausen, die zusätzlich den Stresspegel senken können, einplanen. Andere Menschen essen beim Arbeiten so nebenbei und spüren das einsetzende Sättigungsgefühl gar nicht. Erst in der Pause bemerken sie, dass die Schachtel Kekse wie durch Zauberhand verschwunden ist und sie nun vielleicht der Bauch drückt. Ein »Arbeits-Flow« ist meist mit Stress und somit mit einer Adrenalinausschüttung verbunden, sodass unser Sympathikus aktiv ist, der Zucker in unserem Blut bereitstellt und wir daher keinen Hunger verspüren. Erst in Ruhe darf der Parasympathikus sich melden und wir stellen überrascht fest, dass wir seit Stunden nicht richtig gegessen haben. Daher kann ich nur betonen: Hören Sie auf Ihren Bauch!

Wann trinken und wie viel?

Es ist von Vorteil, während der Mahlzeit nur wenig stilles Wasser zu trinken, da wir sonst die Verdauungsenzyme zu sehr verdünnen. Dennoch ist es wichtig, viel zu trinken, da unserem Dickdarm immer die Menge Wasser entzogen wird, die unser Körper braucht. Das heißt konkret, wenn ich mehr trinke, als mein Körper benötigt, bleibt der Rest im Darm und macht dem Stuhlgang weich.

Die Ausscheidung von Abfallstoffen geschieht maßgeblich über den Darm und die Nieren. Wenn diese jedoch überlastet sind oder die Leber mit der Verstoffwechselung nicht mehr nachkommt, übernimmt die Haut die Ausscheidung. Dies geschieht normalerweise übers Schwitzen. So kann eine schlechte Verdauung, die Aufnahme von problematischen Nahrungsmitteln oder die Überlastung der Leber durch zu viel Alkohol zu Hautunreinheiten führen. Daher ist es umso wichtiger, viel zu trinken, damit der Darm, die Nieren und die Haut die Möglichkeit haben, mit Flüssigkeiten Giftstoffe auszuscheiden. Bewegung führt natürlicherweise zu vermehrtem Schwitzen und hilft dadurch mit.

Wir sollten uns angewöhnen, eine Trinkmenge von 1,5–2 l täglich zu uns zu nehmen, aber zwischen den Mahlzeiten. Hier hat sich die »Wasserhahn-Taktik« etabliert: Stellen Sie neben das Waschbecken im Bad ein Glas bereit. Immer wenn Sie sich dort aufhalten, trinken Sie gleich ein paar Schlucke Leitungswasser. Außerdem können Sie immer eine Kanne Kräutertee auf dem Tisch stehen haben. Und beachten Sie: Um unserer Verdauung auf die Sprünge zu helfen, starten wir ab sofort morgens mit einem Glas zimmerwarmen Wassers.

Woche 2 – zur Ruhe kommen

Stress wirkt entzündungsfördernd, weshalb wir ihn in dieser Woche gezielt reduzieren möchten. Außerdem kommen weitere Gerichte zu unserem Speiseplan hinzu.

In Woche 2 dürfen Fleisch- und Fischgerichte und gebratene Speisen gegessen werden, ebenso wie gebackene Getreideprodukte (Brötchen, Brot, Ofenporridge) und viele frische Kräuter, die antientzündlich wirken. Wir widmen uns unserem autonomen Nervensystem bestehend aus Parasympathikus und Sympathikus. Die Sympathikus-Dominanz soll abgeschwächt werden, da Stress als Trigger bei Entzündungen wirken kann. So werden wir in Woche 2 keine koffeinhaltigen Getränke zu uns nehmen und einmal beobachten, wie es uns ohne geht und ob wir nicht plötzlich über mehr Energie verfügen.

Welche Gerichte sind erlaubt?

Rezepte für unsere Woche 2 beinhalten zusätzlich Gebäck und können wieder individuell zusammengestellt werden. Achten Sie dafür im Rezeptteil (Seite 83) auf Gerichte mit dem Button W2. Außerdem dürfen Rezepte, die Sie schon in Woche 1 kennengelernt haben, weiterverwendet werden. So genießen Sie Ofenporridge (Seite 93), Arme-Ritter-Schmarren (Seite 96), selbst gebackenes Brot oder Brötchen (jedoch noch ohne Kerne und Saaten) mit einfachen und schnellen Brotbelägen wie gekochtem Schinken, Putenbrust und veganem Käse. Außerdem Rührei mit Paprika, Brühe mit Fleischeinlage (Seite 128), Hackbällchen (Seite 139), Gemüsechips (Seite 111), Zucchini-Paprika-Muffins (Seite 115), Nudel- und Ofengerichte.

Unser Nervensystem

Unser Körper hat zwei nervale Gegenspieler, die zuständig sind für Aktivität und Leistung sowie Ruhe, Entspannung und vor allem Regeneration. Zum einen gibt es da den Sympathikus, der für Aktivität und als Regulator in Stresssituationen dient, zum anderen haben wir den Parasympathikus, der für die Regeneration (auch im Schlaf) und die Verdauung zuständig ist.

Der dominierende Sympathikus

In unserm aktuellen Lebensstil ist leider der Sympathikus häufig der dominierende Faktor. Die Hektik, der Alltagsstress, das viele »Zu-tun-zu-haben« zu Hause wie auf der Arbeit – all das lässt uns nicht zur Ruhe kommen und fördert die Ausschüttung von Stresshormonen wie Adrenalin und Cortisol. Diese permanente Alarmbereitschaft befeuert unseren Sympathikus und verhindert so, dass der Parasympathikus uns zur Ruhe kommen lässt, die Verdauung fördert und uns einen erholsamen Schlaf beschert, bei dem sich unser Körper erneuern kann. Das ist auch der Grund, weshalb sich einige Menschen nach dem Schlafen gar nicht erholt, sondern so müde wie zuvor fühlen, da sie der erhöhte Sympathikus nicht in den nötigen Tiefschlaf abdriften lässt.

Koffeinhaltige Getränke können verhindern, dass unser Nervensystem zur Ruhe kommt.

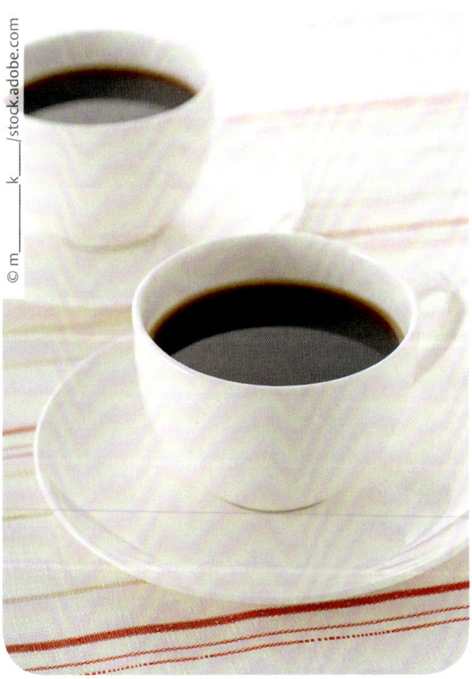
© m______k______/stock.adobe.com

Kaffee meiden

Für viele stressgeplagte Menschen ist tatsächlich der Kaffeekonsum ein großes Problem, welches niemand gerne wahrhaben möchte, denn Kaffee schmeckt ja so gut. Heutzutage ist es ganz normal, mehrere Tassen Kaffee und Espresso über den Tag hinweg zu trinken, was zu einer noch größeren Adrenalinausschüttung führt.

Versuchsweise werden wir in Woche 2 daher komplett auf Kaffee, Cola und andere koffeinhaltige Getränke verzichten und beobachten, wie es uns damit geht. Zunächst können über 2–3 Tage leichte Kopfschmerzen aufgrund des Koffeinentzugs auftreten, aber danach könnte es sein, dass Sie sich viel fitter und energiegeladener fühlen. Und das, obwohl das Koffein fehlt.

Vielen hilft es, auf entkoffeinierten Kaffee oder Espresso umzusteigen oder nur eine Tasse zu trinken – die aber voller Genuss und Achtsamkeit. Denn prinzipiell wollen wir mit der Kaffeepause eigentlich eine Pause machen und Entspannung suchen, aber genau das Gegenteil passiert, wir werden davon aufgeputscht.

Für manche kann der viele Koffeingenuss zusätzlich zu Gewichtsproblemen führen, obwohl der Kaffee schwarz, ohne Milch und Zucker getrunken wird. Der Körper möchte bei dem Dauerbeschuss mit Adrenalin und Cortisol Energiereserven haben, an die er zügig rankommt, und legt daher kleine Fettreserven als Pölsterchen am Bauch an. Dieses »Bauchfett« ist auf rudimentäre Vorgänge unseres Körpers zurückzuführen, der in Hungersnöten oder Stressphasen gerne einen Notfallvorrat hat, den er schnell mobilisieren kann.

Entspannungsübungen

Umso wichtiger ist es, tagsüber immer wieder kleine Entspannungsübungen zu machen, um dem Parasympathikus eine Chance zu geben, die Oberhand zu gewinnen.

Die Bauchatmung

Unser Körper ist sehr rudimentär und eigentlich einfach gestrickt: Wenn wir tief in den Bauch atmen, signalisiert das unserem Gehirn, dass alles gut ist und wir uns entspannen dürfen. Daher sollten wir tagsüber unbedingt daran denken, immer wieder tief in den Bauch zu atmen. Das ist eine ganz einfache, aber sehr wirkungsvolle Methode, um zur Ruhe zu kommen. Anfangs kann es noch etwas schwierig sein, da wir alle zu oberflächlichen »Brustatmern« geworden sind. So hilft es, wenn wir uns auf den Rücken legen, eventuell die Beine aufstellen und dann bewusst ein paarmal tief ein- und ausatmen. Umgekehrt kann uns eine oberflächliche, schnelle Atmung ganz leicht nervös werden lassen. Aufgrund der uralten Verbindung von Atmung und Nervensystem bzw. der Möglichkeit zur Regulierung sollte man bei chronischem Stress oder chronischer Entzündung dies nicht unversucht lassen!

Günstige Sportarten

Als weitere Entspannungsübungen gesellen sich zu der Atemarbeit Yoga und andere ruhige Sportarten hinzu. Solche dagegen, die actionreich sind, wie Joggen oder Mannschaftssport, befeuern unseren Körper nur weiter mit Adrenalin, sodass sie in der zweiten Woche gemieden werden sollten. Wählen Sie lieber ruhige Sportarten mit fließenden Bewegungen wie Yoga oder Tai-Chi. Diese lassen sich zunächst unbeobachtet zu Hause mithilfe von Apps, YouTube-Videos oder einer DVD ausprobieren.

Meditation

Viele Menschen haben gewisse Berührungsängste, was Meditation angeht. Da kommen sie sich komisch vor. Tatsächlich kann man hier ganz klein anfangen und im Bett vor dem Einschlafen mit geschlossenen Augen die Gedanken ziehen lassen und eine Körperreise versuchen. Man lenkt sein inneres Auge nacheinander auf die einzelnen Körperteile und spürt wie sie sich anfühlen. Man kann sie sich warm und schwer vorstellen und gibt seinen Gedanken die Möglichkeit, ganz fokussiert auf eine Sache zu sein. Oder Sie setzen sich tagsüber einfach mit geschlossenen Augen für 10 Minuten auf das Sofa, lassen die Gedanken ziehen und hören in die Stille hinein. Selbst das ist schon eine kleine Meditation.

Die Macht der Gedanken

Was nicht unberücksichtigt bleiben sollte, ist die Macht der Gedanken. Denn woran ich denke, das fühle ich letztendlich und das beeinflusst auch sehr stark meine Stimmung. Erinnere ich mich an schöne Ereignisse und Gegebenheiten, genieße ich den sonnigen Tag oder freue mich, dass ich jetzt Zeit für Yoga habe, hebt sich dadurch meine Laune. Wenn ich hingegen nur an das Schlechte denke, das mir in der letzten Zeit widerfahren ist, oder an den letzten Streit mit meinem Teenagerkind, werde ich automatisch mies gelaunt. Daher sollte unser Mantra für die kommende Zeit sein: Heute wird ein großartiger Tag!

Psyche und Verhalten können nach neuster Forschung auch von Eiweißen beeinflusst werden, die an Immun- und Entzündungsreaktionen beteiligt sind. So ist man sich sicher, das psychischer Stress und Autoimmunkrankheiten wie Rheuma oder Multiple Sklerose in enger Beziehung zueinander stehen.

Die innere und äußere Haltung

Genauso kann mein Gangbild meine Stimmung beeinflussen. Wenn ich aufrecht gehe, den Kopf erhoben, fühle ich mich automatisch selbstbewusster, als wenn ich mit hängenden Schultern durch die Gegend schlurfe. Dieses »Embodiment«, also die Wechselwirkung zwischen Körper und Seele, können wir uns zunutze machen. Grinse ich ab und zu auch ohne Grund, hebt das meine Stimmung. Unser Körper kann einfach nicht anders. Wenn ich hingegen wie ein Schluck Wasser in der Kurve auf dem Sofa hänge, fühle ich mich sicherlich nicht frisch und vor Vitalität sprühend. Die Psychomotorik erklärt das so: Unsere Stimmung modelliert unseren Körper.

In Ruhe essen

Wie oben geschrieben, kann auch Stress maßgeblich die Verdauung beeinflussen. Unser hormonelles System ist nicht in der Lage, beides gleichzeitig zu tun: zu entspannen, zu verdauen und zugleich »Gefahren« zu bekämpfen, ganz aktiv und angespannt zu sein. Deshalb sollten Sie darauf achten, beim Essen für eine angenehme Umgebung zu sorgen, die Mahlzeit genussvoll sowie in Ruhe einzunehmen und gut zu kauen. Beim hektischen Essen kauen wir nicht ausreichend, schlucken viel Luft und unser Parasympathikus kann seine Arbeit nicht gewissenhaft verrichten, da sein Gegenspieler zu mächtig ist. Das alles klingt ganz banal: In Ruhe essen und gut kauen sollen der Schlüssel zum Erfolg sein?! Aber so ist es. Wir unterschätzen oft das großartige Zusammenspiel unserer Körperfunktionen und können manchmal nicht glauben, welch simple Stellschrauben man drehen muss, um Veränderungen zu bewirken.

Auch hier kann man die tiefe Bauchatmung nutzen. Setzen Sie sich dafür kurz vor dem Essen auf einen Stuhl oder den Boden (bei mir ist es immer der Boden, das »erdet« mich so schön), schließen Sie für einen Moment die Augen, kommen Sie im Hier und Jetzt an und nehmen Sie ein paar tiefe Atemzüge. Nehmen Sie zunächst den Geruch des Essens wahr, dann schmecken Sie die ersten Bissen wirklich intensiv, und lassen Sie sich Ihre Mahlzeit auf der Zunge zergehen.

Woche 3 – erholsam schlafen

In dieser Woche erweitert sich unser Speiseplan um weitere köstliche Zutaten, an die wir uns langsam herantasten. Außerdem ist sie ganz dem Thema Schlaf gewidmet.

In Woche 3 kommt nun auch Rohkost auf den Teller. Zusätzlich Nüsse, Kerne und Samen, um zu sehen, wie unser Darm damit zurechtkommt. Allerdings werden wir die Rohkost nur bis 14 Uhr zu uns nehmen und erst später die Salate, die wir mittags gut vertragen haben, auch abends austesten. In dieser Woche wird Schlaf unser Hauptthema sein. Denn auch guter Schlaf ist ein wirksames Mittel, um Entzündungen einzudämmen.

Welche Gerichte sind erlaubt?

Rezepte für unsere Woche 3 beinhalten nun Rohkost in unterschiedlichen Variationen. Außerdem testen wir die Verträglichkeit von Kernen, Nüssen und Samen. So gibt es jetzt Obst zum Frühstück und Salate und andere Rohkostgerichte zum Mittagessen. Rezepte wären Feldsalat mit Roter Bete und Kürbiskernen (Seite 119), fruchtiges Knuspermüsli (Seite 92), Frühstücksmuffins (Seite 97), Brot und Brötchen mit Kernen, Müsliriegel (Seite 110), Cracker (Seite 110), Heidelbeer-Mandel-Smoothie (Seite 112), Rohkost mit Dip, frisches Obst, Pancakes mit Heidelbeeren, Brote mit Nussmus. Außerdem dürfen Sie nun auch Pesto, veganen Parmesan und Pilzgerichte genießen. Suchen Sie sich einfach nach Lust und Laune Rezepte mit dem entsprechenden Button W3 heraus und legen Sie los. Die Gerichte aus den Wochen 1 und 2 können Sie natürlich weiterhin genießen.

Die Wichtigkeit guten Schlafs

Als junger Mutter wurde mir ständig gesagt, Schlaf werde überbewertet. Ich hingegen fand, Schlaf könne man gar nicht hoch genug bewerten! Mit zu wenig Schlaf fühlte ich mich immer wie verkatert und hatte ein flaues Gefühl im Magen. Daher bin ich lieber früh ins Bett gegangen, wenn ich wusste, dass der Schlaf unterbrochen werden würde. Generell ist Schlaf also eine wichtige Sache, aber insbesondere auch bei einer Entzündungskrankheit hat guter Schlaf oberste Priorität und ist nicht verhandelbar. Wir werden im Folgenden sehen, warum das so ist.

Schlaf und Hormone

Unsere Hormone folgen gewissen Regelmäßigkeiten und verrichten ihre Arbeit zu bestimmten Zeiten, die wir willentlich nicht steuern können. Sie folgen Regelkreisläufen, d. h., sie haben bestärkende oder abschwächende über- und untergeordnete »Nachbarhormone«, mit denen sie zusammenspielen. Das lässt sich ganz einfach an einer Flugreise verdeutlichen: Bei einer größeren Zeitverschiebung kommt es zu einem Jetlag. Wir sind müde und überdreht gleichzeitig, haben zu den »alten« Zeiten Hunger, fühlen uns verkatert und brauchen 2–3 Tage, um uns umzustellen. Einen Mini-Jetlag verspüren auch einige Personen, die unter der Woche immer früh raus müssen und am Wochenende endlich ausschlafen können, denn unser Körper ist nicht geschaffen für eine solche ständige Störung des Schlaf-Wach-Rhythmus.

Daher lautet unsere erste Übung für diese Woche: zur gleichen Zeit ins Bett gehen und morgens aufstehen – selbst am Wochenende. Das bewirkt Wunder!

Der natürliche Rhythmus

Unserer Körper besitzt 2 starke Hormone, die den Schlaf-Wach-Rhythmus kontrollieren: das Melatonin (nimmt im Alter stetig ab) und das Serotonin. Melatonin ist nötig, damit wir gut schlafen und abends schön müde werden. Leider ist es sehr störanfällig, denn es reagiert sehr leicht auf Lichteinstrahlung und zerfällt dann. Das erklärt auch, warum wir uns, wenn wir abends zu lange fernsehen, aufs Handy oder einen Bildschirm schauen, überhaupt nicht müde fühlen, wenn wir schließlich im Bett liegen. Daher ist es sinnvoll, vor dem Schlafengehen eher ein Buch zu lesen oder sich bei Kerzenschein zu unterhalten. Tatsächlich ist das auch der Grund, warum wir beim Campingurlaub so gut schlafen: Wir sitzen draußen, bis es dunkel ist, und stehen auf, wenn uns die Sonne weckt. Wir folgen dann dem natürlichen Rhythmus. Viele Menschen wachen im Sommer morgens um 5 Uhr auf und können dann nicht mehr gut einschlafen, da es draußen schon hell ist. Umgekehrt können wir uns das selbstverständlich zunutze machen, indem wir morgens erst einmal das Fenster öffnen, in die Sonne schauen und dabei richtig wach werden. Das erklärt nämlich unsere Müdigkeit im Winter, wenn es nie richtig hell zu werden scheint.

Die zweite Übung ist: sich in den letzten 2 Stunden vor dem Schlafengehen keinem »blauem« Bildschirmlicht mehr auszusetzen. Man kann in dieser Zeit zum Beispiel einen Handyfilter oder eine Brille mit Blaulichtfilter verwenden. Oder noch besser: Legen Sie das Handy gleich ganz weg.

Unser Wachhormon ist das Serotonin, welches als »Glückshormon« bekannt ist. Das ist der natürliche Gegenspieler des Melatonins und sorgt für Wachheit und gute Laune. Daher sind wir im Sommer draußen bei Sonnenschein viel besser gelaunt als im Winter drinnen bei bewölktem Himmel. So beeinflussen die Hormonabfolge und die Lichteinstrahlung unseren Schlaf maßgeblich. Neuerdings gibt es Melatoninsprays zu kaufen, die uns dabei helfen sollen, sanft in den Schlaf zu gleiten. Sie können diese ja einmal ausprobieren.

Wie viel Schlaf ist gesund?

Die Schlafmenge, die jeder von uns braucht, ist unterschiedlich. Empfohlen werden 8 Stunden, manche Menschen benötigen jedoch 9 oder 10, anderen reichen 7 Stunden. Wer ausreichend schläft, braucht morgens keinen Wecker, um wach zu werden, oder Kaffee, um durch den Tag zu kommen.

»Richtig« schlafen

Einige Menschen haben wiederum selbst nach ausreichendem Schlaf nicht das Gefühl, ausgeruht zu sein. Das liegt daran, dass sie nicht den »richtigen« Schlaf abbekommen. Der beste Schlaf ist bekanntlich der vor Mitternacht, und damit meine ich genauer den um 22 Uhr oder 22:30 Uhr.

REM- und Non-REM-Schlaf

Unsere Schlafphasen teilen sich in REM- und Non-REM-Schlaf auf, die sich in Rhythmen abwechseln: in REM-Phasen mit schnellen Augenbewegungen (Rapid Eye Movement) und Phasen ohne diese Bewegungen. Zu Beginn der Nacht sind die Non-REM-Phasen länger, gegen Morgen kommen zunehmend REM-Schlaf-Phasen hinzu. Insgesamt macht der Non-REM-Schlaf 80 Prozent aus, welcher sich noch einmal in 4 Stadien einteilen lässt. Diese Tiefschlafphasen sind für unseren Körper sehr wichtig, denn während ihnen regenerieren wir. Bei dauerhaftem Schlafmangel oder bei Schlaf zur »falschen« Zeit funktionieren unsere Reparatur- und Abbaumechanismen nicht mehr optimal, was wiederum Auswirkungen auf unsere Entzündungssituation im Körper hat.

Im REM-Schlaf, der vermehrt in den letzten Schlafstunden stattfindet, träumen wir und Erinnerungen werden abgespeichert. Wenn wir dann (zu) früh aufstehen, fehlt uns diese wichtige Schlafphase. Bekommen wir, aus welchem Grund auch immer, zu wenig Schlaf ab, wird in der folgenden Nacht zunächst der Non-REM-Schlaf nachgeholt, dann erst der REM-Schlaf. So scheint es, dass dem Körper der Tiefschlaf doch wichtiger ist. Das »Erwachen« aus Non-REM-Schlaf, also in Tiefschlafphasen, fällt auch deutlich schwerer. Daher sollten Sie diese sich alle 90 Minuten wiederholenden Schlafphasen, in denen der REM-Schlaf am Ende immer vom Non-REM-Schlaf abgelöst wird, grob überschlagen, damit Sie wissen, auf welche Zeit Sie Ihren Wecker stellen müssen. Sie sollten sich also dann wecken lassen, wenn eine 90-Minuten-Phase abgeschlossen ist: also z. B. nach 7,5 oder nach 9 Stunden Schlaf. Dabei muss natürlich die persönliche Einschlafzeit hinzugerechnet werden.

Schlafstörungen bei Entzündungen

Menschen mit chronischen Entzündungen oder Autoimmunerkrankungen leiden hin und wieder unter relevanten Schlafstörungen. Diesen liegt meist ein überaktiver Sympathikus zugrunde, weshalb es so wichtig ist, die Sympathikus-Dominanz abzuschwächen (Seite 68). Die vermehrten Stresshormone, welche bei fehlendem Schlaf ausgeschüttet werden, erhöhen den Herzschlag, die Körpertemperatur. Außerdem erhöht der Stresspegel den Grad der Entzündung. So sind Stress, chronische Entzündung und Schlafmangel in gewisser Weise miteinander gekoppelt.

Woche 4 – die Muskulatur arbeiten lassen

Eine bunte Auswahl von Gerichten bietet uns jetzt viel Energie, die wir auch benötigen, um körperlich aktiv zu werden. Denn eine starke Muskulatur schützt vor Entzündungen.

In Woche 4 darf geschlemmt werden! Wir testen und probieren uns nun durch komplexere Speisen und eine reichliche Gewürzwelt, die aber weiterhin bekömmlich sind und Entzündungen eindämmen. Rohkost darf nun abends gegessen werden und wir genießen Desserts und Kuchen. Kaffee kann in Woche 4 auch ausgetestet werden, oder man bleibt »ohne«. Im Gegenzug darf es sportlich werden, denn wir werden uns mit dem Muskelaufbau und der Funktion unserer Muskeln als Hormonorgan beschäftigen. So sollten nun täglich 30 Minuten Bewegung auf dem Programm stehen. Sei es ein Spaziergang, schwimmen, Rad fahren, Yoga, walken oder Federball spielen. Hierbei dürfen wir gerne ins Schwitzen kommen, unser Herzschlag darf sich erhöhen, aber nur soweit, dass wir uns noch unterhalten könnten. Im Anschluss daran nehmen wir uns 5 Minuten Zeit, in den Bauch zu atmen, um unseren Herzschlag und unsere Atmung wieder zu reduzieren. Eine tolle Übung, um in Stressphasen den Sympathikus herunterzufahren!

Welche Gerichte sind erlaubt?

Die Rezepte für die Woche 4 sind nun bunt und vielfältig, aber weiterhin frei von Weizen, Milch und Kristallzucker sowie histaminarm. Unter anderem steht nun das auf Ihrem Tisch: Wildschweinrücken mit Cranberrys (Seite 137), Blumenkohl-Kürbis-Curry mit Sesamhähnchen (Seite 141), Kuchen, veganes Eis und Chai Latte (Seite 112). Sie können nun alle Rezepte aus dem Rezeptteil genießen, auch die mit dem Button W4.

Mit Muskelkraft zu weniger Entzündungen

De facto hat unsere Muskelmasse Einfluss auf den Entzündungsgrad in unserem Körper. In die andere Richtung hat aber auch der vorherrschende Entzündungszustand einen Einfluss darauf, ob wir Muskelmasse auf- oder abbauen. Das richtige Maß an Bewegung oder Training sind hier sehr entscheidend, denn man kann durch Übertrainieren und durch fehlende Regenerationsphasen den Körper in einen Zustand chronischer Entzündung bringen. Wohingegen das moderate Training einen hohen antientzündlichen Effekt bringt.

Muskeln und das Immunsystem

Myokine fungieren als Botenstoffe der Muskeln: Diese schütten die hormonähnlichen Stoffe bei vermehrter Muskelaktivität aus (Myokine gehören biochemisch zu den Interleukinen, die wiederum dem Immunsystem zugeordnet sind). Diese neu entdeckte Funktion der Muskulatur als Sekretionsorgan ist ungeheuer wichtig, da wir nun endlich verstehen, warum es einen Zusammenhang zwischen diversen (chronischen) Erkrankungen und Bewegungsmangel gibt. Bei erhöhter Muskelaktivität steigt das Interleukin-6 bis auf das Hundertfache an, welches in diesem Fall antientzündlich wirkt. Zudem vermuten Forschende, dass es direkt in den Stoffwechsel eingreift, zumindest hat es Auswirkungen auf die Lipolyse (Fettspaltung) und die Fettoxidation und es hemmt die Produktion von TNF-α (Seite 14), welcher bei Entzündungsreaktionen eine große Rolle spielt.

Mehr Power für den Alltag

Mehr Muskelmasse bedeutet langfristig auch mehr Kraft und Energie, da in den Muskelzellen die Mitochondrien sitzen, welche sich mit der Vermehrung der Muskelmasse ebenso vermehren. Mitochondrien sind Zellorganellen, die als Kraftwerke dienen, da sie aus Nährstoffen Energie gewinnen. Kohlenhydrate, Aminosäuren und Fettsäuren werden von ihnen zu Adenosintriphosphat (ATP), unserer »Energiewährung«, abgebaut. So bedeuten mehr Sport und Bewegung, dass Muskelmasse aufgebaut wird, wir mehr Energie bekommen und einen größeren Umsatz bzw. Kalorienverbrauch haben. Im Klartext: Wir können mehr essen. Im Idealfall sollte dies ein selbst verstärkender Zustand sein: Durch mehr Bewegung fühlen wir uns wohler und fitter und dies hat zur Folge, dass wir mehr Lust auf Bewegung und Sport bekommen.

Energieräuber meiden

Mehr Energie wünschen sich die meisten. Und leider fühlen wir uns häufig müde. Unsere größten Energieräuber sind: zu wenig oder schlechter Schlaf, industriell verarbeitete Nahrung und zu wenig nährstoffrei-

Muskeln aufbauen soll Spaß machen, damit wir es durchziehen.

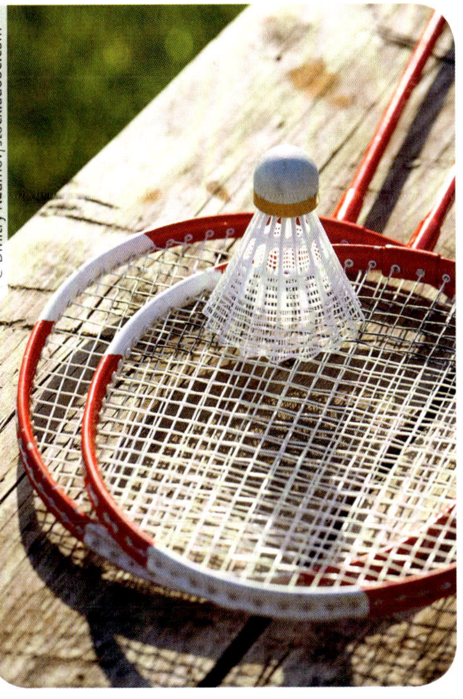

che, frische Lebensmittel, zu geringe Flüssigkeitsaufnahme, zu wenig frische Luft und Sonnenlicht, zu viel Stress, Sorgen und Krankheiten im Allgemeinen. So lässt sich mit Bewegung, vorzugsweise am Morgen, schon mehr »Energiewährung« für den ganzen Tag herstellen. Und das, was man jeden Tag macht, wirkt sich auf die Gesundheit aus – und nicht das, was man nur manchmal macht!

Fataler Bewegungsmangel

Die Muskelmasse unterscheidet sich bei Männern und Frauen: Bei Männern macht sie etwa 40–60 Prozent des Körpergewichts aus, bei Frauen nur 30–40 Prozent. Im Alter nimmt sie stetig ab. Einerseits kommt das daher, dass der Körper Eiweiß schlechter verwerten kann, andererseits benötigt er mehr davon. So büßt der Mensch ohne Sport bis zum 80. Lebensjahr ungefähr 40 Prozent seiner Muskelmasse ein. Dieser Vorgang beginnt schon ab dem 30. Lebensjahr und so bilden sich die Muskeln langsam zurück. Durch die heute verbreitete hauptsächlich sitzende Tätigkeit geschieht dies noch schneller.

Eigentlich ist der Mensch ein »Bewegungsindividuum«, welches nicht für das Sitzen geschaffen wurde. Im Laufe der letzten 50 Jahre nahm unsere körperliche Aktivität, Arbeit, Bewegung (zu Fuß gehen, Fahrrad nehmen, kein Auto) immer weiter ab, und dies macht sich natürlich bemerkbar durch geringere Kraft, Ausdauer und körperliche Fitness. Studien zufolge sitzen manche Menschen in ihrer wachen Zeit 11 Stunden auf ihren 4 Buchstaben, und laut WHO bewegen sich 1 von 4 Erwachsenen und 4 von 5 Jugendlichen nicht ausreichend. Mehr als 5 Millionen Todesfälle weltweit ließen sich verhindern, wenn die Bevölkerung sich mehr bewegte.

Mehr Bewegung ist angesagt

Die WHO empfiehlt mindestens 150–300 Minuten körperliche Aktivität bzw. Sport oder Training pro Woche. Dies kann sich auf jeden Tag verteilen oder 2–3-mal pro Woche durchgeführt werden.

Ich selbst praktiziere seit 25 Jahren Yoga, und für mich passt es besser in den Tagesablauf, wenn ich mir dafür jeden Tag 20–25 Minuten Zeit nehme. Anfangs habe ich noch im Kurs trainiert, später dann für mich. Das ist von Person zu Person wirklich unterschiedlich, die meisten mögen die Gesellschaft und können sich so leichter aufraffen, wenn sie eine Verabredung und einen Termin haben. Ich hingegen genieße meine »Unabhängigkeit«, jederzeit meine Matte ausrollen und mich barfuß draufstellen zu können. Zumal ich 20–25 Minuten täglich gut unterbekomme, während 2-mal pro Woche 1,5 Stunden Yoga im Kurs schon wieder Organisation mit der Kinderbetreuung bedeuten würde. Außerdem verwende ich täglich mein Vibrationsboard für 10 Minuten, um durch die Vibrationen zusätzliche Haltemuskulatur aufzubauen.

Dem Körper ist es im Großen und Ganzen egal, ob wir durch Yoga mehr Muskeln bekommen oder durchs Schwimmen oder Walken. Mit dem eigenen Körpergewicht zu arbeiten, bietet sich an und ist völlig kostenfrei. Sie sollten also für sich selbst herausfinden, welche Sportart Ihnen in welcher Konstellation am besten gefällt. Nur so sind Sie auch motiviert, um am Ball zu bleiben.

Wie geht es weiter?

Haben Sie die 4 Wochen durchgehalten und konnten positive Veränderungen beobachten? Hier erfahren Sie, wie Sie sich im Anschluss ernähren können.

Um zu protokollieren und zu überprüfen, wie sich Ihre Beschwerden verändert (im besten Fall natürlich verbessert) haben, dürfen Sie nach den 4 Wochen erneut den Gesundheitsbogen hinten im Buch (Seite 169) ausfüllen. Vielleicht hilft es Ihnen, das Programm noch 2 weitere Wochen durchzuführen, gerade wenn die Erkrankungen schon sehr lange bestehen und sich chronifiziert haben. Dann einfach die Wochen 3 und 4 wiederholen und den Fragebogen noch einmal nach 6 Wochen ausfüllen.

Lebensmittel austesten

Perfekt wäre es, wenn Sie sich die Zeit nehmen könnten, ein Ernährungsprotokoll zu führen. Gerade im Hinblick auf Speisen und Lebensmittel, die in der kommenden Zeit ausgetestet und wieder eingeführt werden sollen. Hier können Sie die Vorlage hinten im Buch (Seite 169) nutzen oder Sie machen einfach einen Haken an Rezepte, die Ihnen gut bekommen sind.

Nach dem 4-Wochen Programm werden die histaminhaltigen Lebensmittel getestet, um zu sehen, wie voll unser Histaminfass noch ist und welche Produkte wir wieder einführen können. Im Anschluss bietet sich an, auch die Trigger, also die Histaminliberatoren, einmal auszuprobieren, um den eigenen Speiseplan evtl. wieder etwas erweitern zu können.

Dazu lässt sich am besten die Ersatzliste von unten (Seite 78) herannehmen, um die Produkte, die wir zunächst ausgetauscht haben, wieder »zurückzutauschen«. Als Beispiel: Bei allen Gerichten, in denen Paprikas vorkommen, dürfen nun Tomaten verwendet werden, Rucola ersetzt Feldsalat und fermentiertes Sauerkraut darf zu deftigen Gerichten verzehrt werden. Genauso wie Sie nun Räucherlachs oder Avocado auf einem Brot testen können. Oder Sie probieren die Liberatoren wie Zitrusfrüchte oder auch Gerichte mit Hülsenfrüchten wie Linsen mit Spätzle, Kartoffeln mit Bohnen oder Hummus aus Kichererbsen aus.

Bitte führen Sie zum Austesten nur alle 3 Tage ein neues Lebensmittel ein, damit klar ist, von welchem genau mögliche Beschwerden herrühren. Wichtig ist, dass Sie währenddessen ihr Beschwerdenprotokoll führen, um zu überprüfen, ob sich ein Symptom evtl. wieder verschlechtert oder erneut auftritt, nachdem es bereits verschwunden war. So können Sie nach und nach entschlüsseln, welche Lebensmittel Ihre Entzündung befeuern und welche Sie unbedenklich verzehren können. Am Ende haben Sie dann Ihren ganz individuellen Speiseplan zusammengestellt.

Tipps für die Dauerernährung

In vielen herkömmlichen Gerichten und Kochbüchern kommen Produkte vor, die für eine entzündungshemmende Ernährung nicht förderlich oder teilweise problematisch sind und die Sie ersetzen sollten, wenn Sie sie nicht vertragen. Hierfür habe ich Ihnen eine Liste zusammengestellt, mit der es Ihnen einerseits leichtfallen sollte, herkömmliche und Lieblingsrezepte »umzuschreiben«, und die Ihnen andererseits Tipps gibt, worauf zu achten ist. Dies soll Ihnen Ihre Ernährung auch nach dem 4-Wochen-Programm erleichtern.

Fisch Verwenden Sie Fisch ohne Kopf und Gräten. Am besten sollte er so frisch sein, dass man das Meer rauschen hört, oder fangfrisch tiefgefroren, nie aus der Kühltheke! Kaufen Sie keine Fischsorten, die in vornehmlich warmen Gewässern heimisch sind (z. B. Thunfisch) und keine Muscheln, das warme Wasser ist für die Histaminbelastung problematisch. Sie können auch Heilerde von guter Qualität oder Chlorella parallel zu sich nehmen, um eventuell enthaltene Giftstoffe zu binden.

Fleisch Wenn es frisch ist, wird es eigentlich immer gut vertragen, da wir selbst quasi aus Fleisch bestehen und daher seine Inhaltsstoffe »abkönnen«. Kaufen Sie es immer am Stück, Hackfleisch bitte frisch wolfen lassen, nicht das aus der Kühltheke kaufen. Oder Sie beziehen Ihr Fleisch direkt vom Bauernhof, dann ist es besonders frisch und unbedenklich. Rind sollte nicht abgehangen gegessen werden und Schweinefleisch wird sehr schnell histaminreich, daher nicht lagern, sondern gleich verbrauchen oder frisch einfrieren. Kaufen Sie kein gepökeltes, geräuchertes, luftgetrocknetes Fleisch und keine solchen Wurstwaren. Gekochter Schinken aus Schwein oder Rindersaftschinken, gegarte Putenbrust und gebrühte Wurstwaren wie Lyoner sind gut verträglich.

Gewürze Sortieren Sie Ihr Gewürzregal aus und behalten Sie nur noch die Gewürze, die für Sie verträglich sind (das kann individuell sehr unterschiedlich sein, also bitte austesten). Frische Kräuter können Sie in Töpfen oder im Garten immer parat haben, denn sie haben sehr viel Vitamin K und Pflanzenfarbstoffe und sie wirken antioxidativ.

Gemüsebrühpulver Stellen Sie es am besten selbst her oder kaufen Sie eines, das Sie gut vertragen (ohne Hefe, Zucker, evtl. Knoblauch und Zwiebeln). Für ein selbst gemachtes Pulver 200 g Knollensellerie, 300 g Petersilienwurzel, 400 g Möhren, 600 g bunte Paprika, 2 Bund Basilikum, 2 Bund Schnittlauch und 1 Bund Petersilie raspeln oder ganz fein schneiden und im Ofen 6–8 Std. bei 80 Grad Umluft trocknen. 140 g Salz, 2 TL Senfkörner, ½ TL Kurkuma, ½ TL weiße Pfefferkörner, 1 TL getrocknetes Basilikum, 1 TL getrockneter Oregano, 1 TL Thymian und 1 Lorbeerblatt untermischen und alles fein pulverisieren.

Gewürzmischungen und Salatsaucenpulver Kontrollieren Sie bei diesen Produkten alle Zutaten – auch hier werden oft Zucker, Konservierungsmittel oder Hefe zugesetzt – oder stellen Sie am besten gleich alle Mischungen selbst her. Es dauert sicher etwas, diese Mischungen anzufertigen, aber der Genuss, das Wohlbefinden und letztendlich die spätere Zeitersparnis sind das allemal wert.

Müslimischungen Stellen Sie auch diese am besten selbst zusammen, da fertige Produkte sehr viel Zucker enthalten. Zum Süßen Trockenfrüchte verwenden und Nüsse und Samen selbst frisch mahlen (gerade Leinsamen werden sehr schnell ranzig).

Müsliriegel oder Energiekugeln Hier gilt das Gleiche wie bei der Müslimischung. Es lohnt sich, zuckerfreie Riegel und Energiekugeln selbst zuzubereiten. Rezepte für Müsliriegel (Seite 110) und Energiekugeln (Seite 109) finden Sie auch hier im Buch.

Konfitüren Probieren Sie aus, welche Sorten Sie vertragen, achten Sie dabei auf die Zutaten. Es sollten kein Zitronensaft und keine Zitronensäure verwendet werden. Die Konfitüre sollte wenig Vollrohrzucker und dafür Pektin enthalten, das lässt sich am besten bei Eigenherstellung gewährleisten. Allerdings ist eine solche Konfitüre leider nicht lange haltbar. Dann am besten in kleinen Portionen einfrieren.

Milchprodukte Bei den Rezepten verwende ich statt **Milch** Pflanzendrinks aus Hafer, Mandel, Reis oder Kokos, die gerne mit Kalzium angereichert sein dürfen (die Barista-Version lässt sich für Kaffeegetränke gut aufschäumen!). **Butter** ist meistens problemlos, da sie kaum Milcheiweiß enthält, kann aber beim Kochen durch Öl, Butterschmalz oder Ghee ersetzt werden. Beim Backen müsste man auf eine milcheiweißfreie Margarine zurückgreifen (kontrollieren Sie das Produkt dahingehend, ob Sonnenblumenöl oder Soja verwendet wird). **Sahne** verwende ich normalerweise nur in kleinen Mengen als Bio-Sahne ohne Carrageen, da sie kaum Milcheiweiß enthält. Man kann sie jedoch problemlos durch jede Pflanzensahne zum Kochen oder Backen ersetzen. Sie sollten lediglich schauen, dass keine unverträglichen Zusätze darin enthalten sind. Oder Sie nehmen einen Pflanzendrink und dicken diesen mit Tapiokastärke oder Mehl an und fügen für den Fettgehalt noch etwas Rapsöl hinzu. Alternativ bietet sich eine Mehlschwitze an oder Mandelmus, das mit

Aus Nüssen, Samen, Haferflocken und Trockenfrüchten lassen sich individuell verträgliche Müslimischungen und -riegel herstellen.

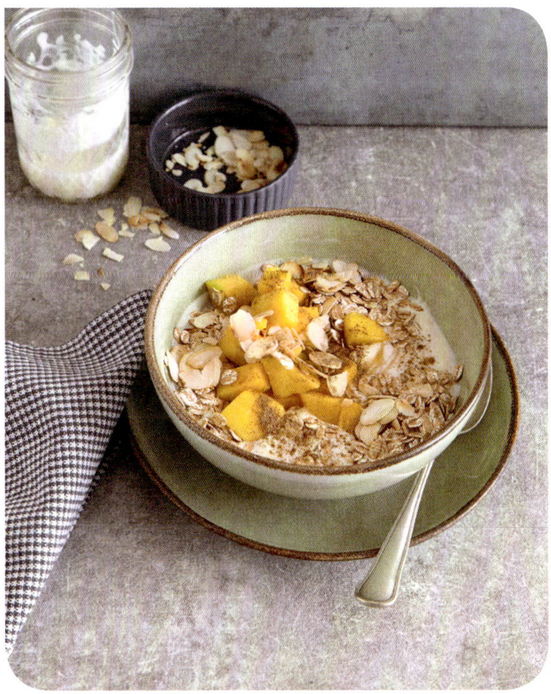

etwas Pflanzendrink verdünnt wurde. **Käse** kann durch vegane Käseprodukte ersetzt werden. Diese gibt es als Aufschnitt, Reibekäse, Mozzarella, Parmesan oder Hirtenkäse. Statt Reibekäse können Sie auch Mandelmus oder mit Stärke angedickte pflanzliche Sahne verwenden. Statt Parmesan können Sie geschälte Hanfsamen oder geröstete und gemahlene Mandeln für ein nussiges Aroma über die Nudeln geben. Und statt **saurer Sahne** können Sie Mehlbutter (also eine Mischung aus weicher Butter und Mehl, 1:1 gemischt) oder vegane Streichcreme verwenden.

Ketchup Sehr gut schmecken stattdessen auch Süßkartoffel-Paprika-Ketchup (Seite 86), Ajvar und Hagebuttenmark (auch hier bitte jeweils die Zutaten prüfen).

Tomatensauce Entweder Sie verwenden statt Passata gegarte und pürierte Paprika. Alternativ können Sie Ajvar mit Wasser oder Brühe verdünnen (Brühe siehe Gemüsebrühpulver, Seite 78). Ein Versuch kann ebenfalls mit gegartem und püriertem Hokkaidokürbis oder einer Möhren-Rote-Bete-Mischung gemacht werden. Hilfreich können auch Gemüsegläschen für Babys sein.

Balsamessig Statt zum gewöhnlichen Balsamico-Essig können Sie zu Apfelessig, Verjus (Saft aus jungen Trauben), Muttersäften (z. B. von Granatapfel), verdünnter Essigessenz (Mischungsverhältnis siehe Verpackungsangabe) oder Branntweinessig greifen. Bei Gerichten, die nach süßem Balsamessig verlangen, kann auch Brombeerkonfitüre versucht werden.

Spinat Spinat wird nach Geschmack und Verwendung durch Pak Choi oder Feldsalat ersetzt (Pak Choi in warmen Gerichten und Feldsalat in kalten).

Sojasauce Statt der kräftig würzenden Sojasauce können Sie Coco Aminos/Coconut Aminos verwenden (im Reformhaus oder Internethandel erhältlich). Das ist eine Würzsauce aus Kokosblütennektar und Salz.

Rucola Diesen ersetzen Sie durch Radicchio oder anderen Bittersalat.

Zitronensaft Ihre Speisen und Getränke können Sie mit Verjus (Saft aus jungen Trauben), ein paar säuerlichen Früchten wie Johannisbeeren und Physalis oder mit Muttersäften (z. B. von Granatapfel) säuern.

Zucker Süßungsalternativen unterscheiden sich in Geschmack und Menge teils stark vom Haushaltszucker. **Stevia** ist ein Pflanzenextrakt, welcher 400-mal süßer als Haushaltszucker ist und sich zum Backen eignet. Allerdings schmeckt sie leicht nach Lakritze und ist so nicht jedermanns Fall. Des Weiteren gibt es die Möglichkeit, mit **Kokosblütenzucker** zu süßen, welcher aus dem Nektar der Kokosblüte gewonnen wird und wie normaler Zucker verwendet werden kann. Es gibt ihn als Streusüße und als Sirup. Genauso verhält es sich mit **Reissirup** oder der pulvriger **Reissüße.** Beides kann zum Backen und Kochen verwendet werden. Eine weitere Möglichkeit ist, **Vollrohrzucker** oder **Rohrohrzucker** in geringer Menge einzusetzen, da sie mehr Mineralstoffe und Vitamine als Haushaltszucker enthalten und so diesem vorzuziehen sind. Der Zuckergehalt kann in den meisten Gerichten problemlos reduziert werden, nur ist die Haltbarkeit bei manchen Lebensmitteln (z. B. bei Konfitüren) dann deutlich geringer. Auch bietet sich das Süßen mit **Honig** an. Er enthält zwar je nach Sorte recht viel Fructose (Rapshonig enthält nur 39 Prozent), dafür aber zusätzlich viele Mineralstoffe, Vitamine und Enzyme. **Ahornsirup** kann zum Süßen verwendet werden, hat aber eine geringere Süßkraft als Zucker. **Agavendicksaft** sollte möglichst nicht verwendet werden, da er zu 75 Prozent aus Fructose besteht. **Obstdicksäfte** enthalten sehr viel Fructose und sind daher auch nicht so geeignet. Zuckeraustauschstoffe wie **Erythrit** und **Xylit** (Birkenzucker) eignen sich nicht bei einer histaminarmen Ernährung.

100 g Haushaltszucker (6 EL) entsprechen:
65 g Agavendicksaft (4 EL), 140 g Ahornsirup (8 EL), 80 g Dattelsirup (5 EL), 80 g Kokosblütensirup (5 EL), 100 g Reissirup (6 EL), 70 g Honig (4 EL), 100 g Rohrohr- oder Vollrohrzucker (6 EL).

Ein Beispielmenü

Sie können aber natürlich weiterhin auf die zahlreichen Rezepte in diesem Buch zurückgreifen.

Ein Tagesmenü für mehr Wohlbefinden könnte dann so aussehen:

- Frühstück: ein kerniges Müsli (Seite 92) mit Pflanzendrink und frischen Früchten/ Dinkel-Hafer-Brötchen (Seite 101) mit Putenbrust und Paprika
- Mittagessen: Gnocchi mit Spargel und Zitronenthymian (Seite 136) / Seelachs mit mediterranem Gemüsereis (Seite 147)
- Snack: Heidelbeer-Mandel-Smoothie (Seite 112)>/ Rohkost mit veganem Zaziki-Dip (Seite 114)
- Abendessen: Frisée-Salat mit Hähnchenbrust und Kaki (Seite 121) / Blumenkohl-Kartoffel-Suppe Curry Style (Seite 127)

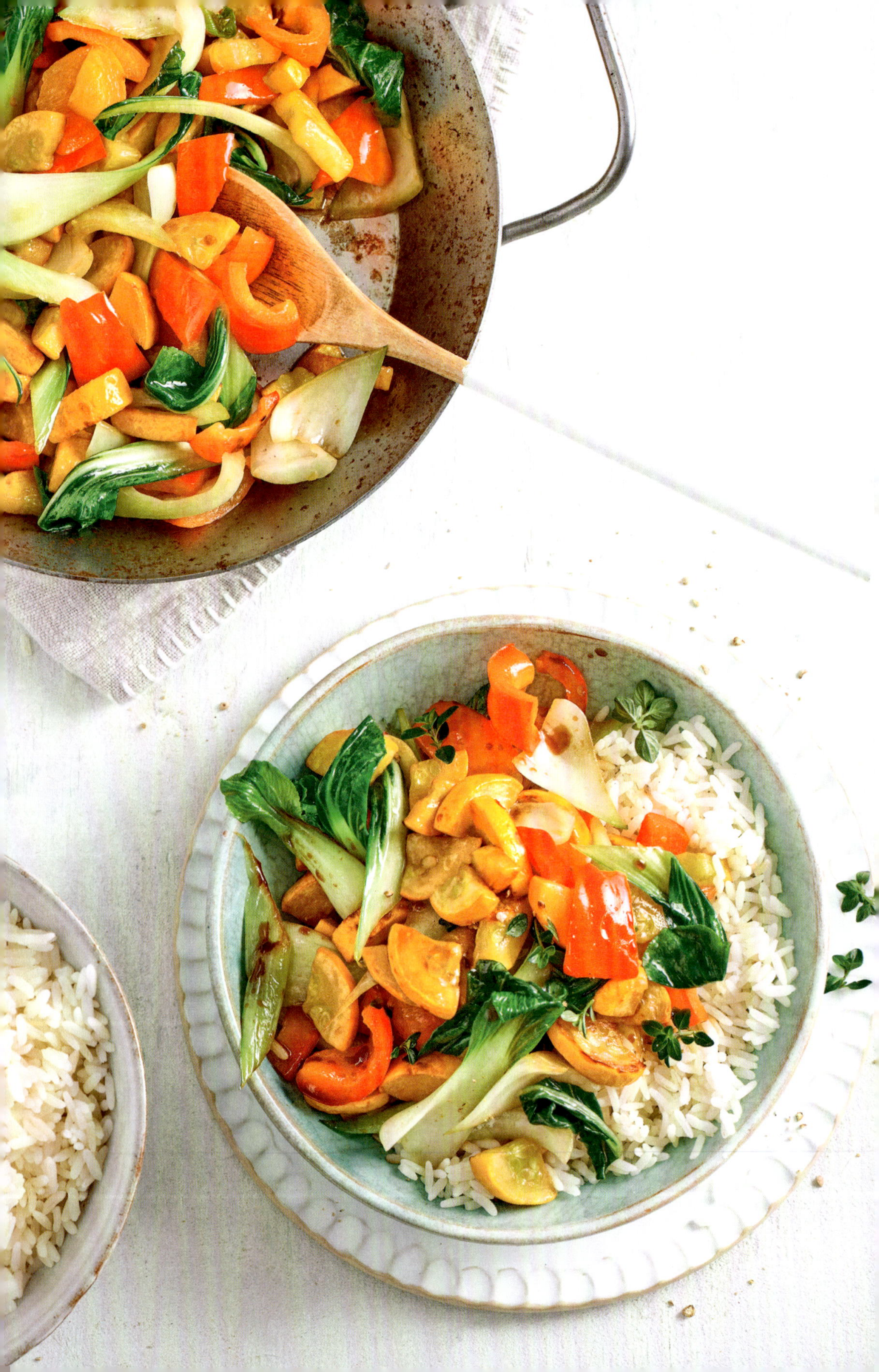

Die antientzünd-lichen Rezepte

Viele Suppen-, Salat- und Gemüserezepte sind für 4 Personen als Beilagen gerechnet. Sie können sie aber auch für 2 Personen als Hauptspeise servieren. Guten Appetit!

BASICS

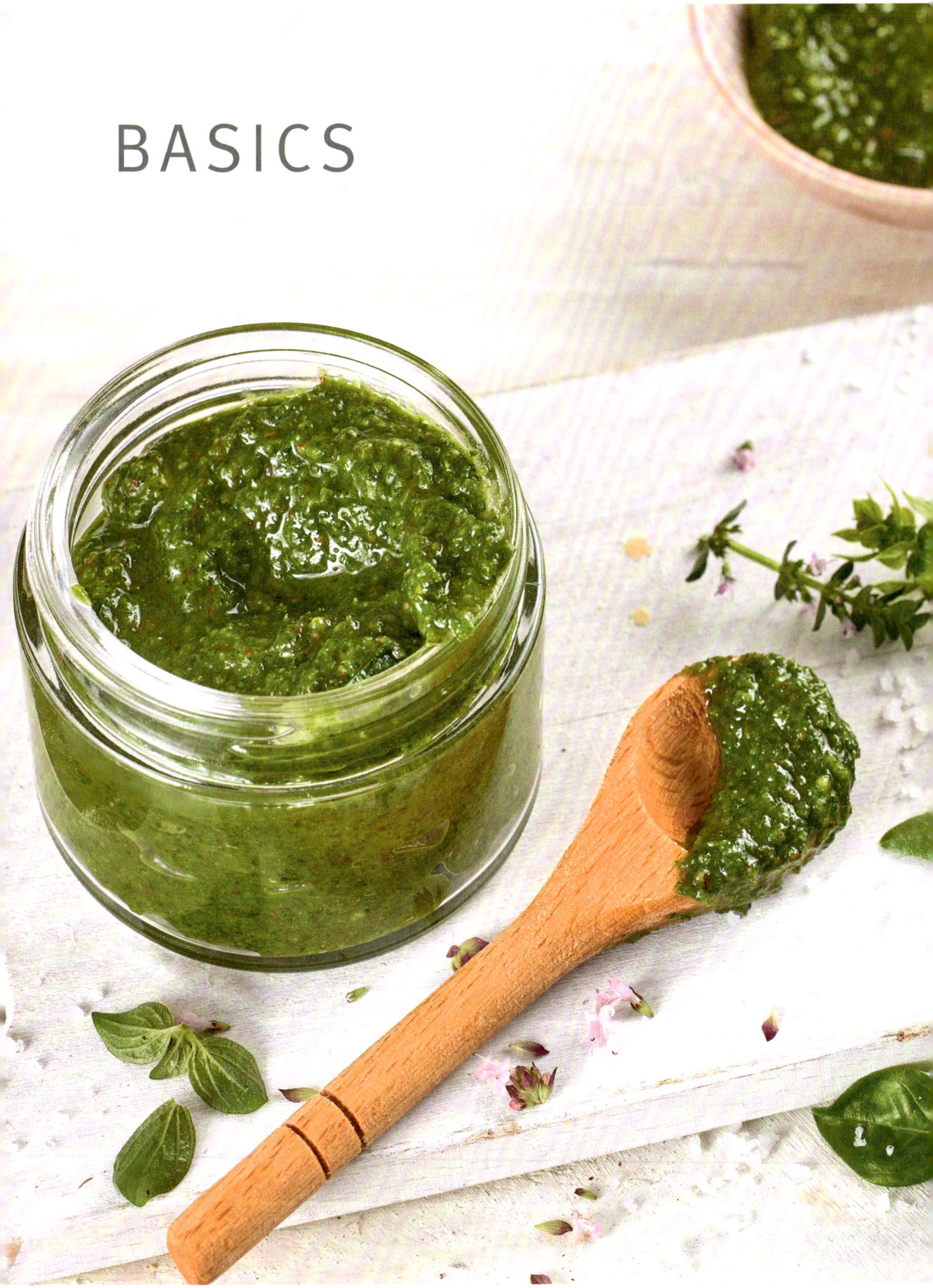

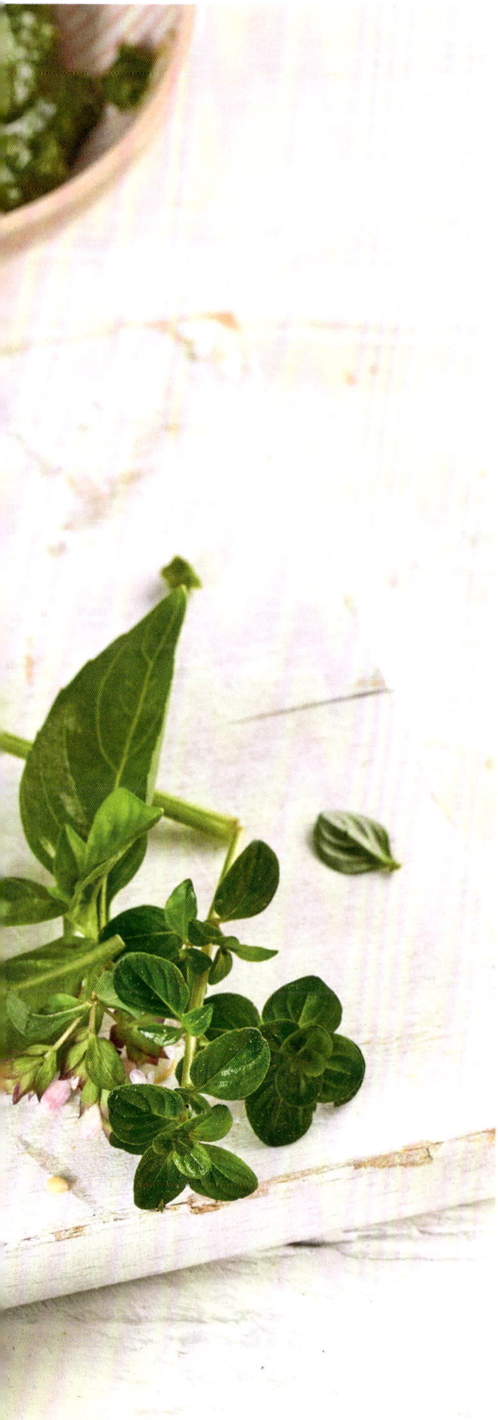

Kräuter-Pesto W3

Ergibt 1 kleines Glas (ca. 150 ml)
5 Min.

30 g Pinienkerne • 1 Bund Basilikum • 2 Stängel Petersilie • 2 Zweige Thymian • 2 Stängel Oregano • ½ TL Salz • 3 Prisen Pfeffer • 100 ml Olivenöl

- Alle Zutaten im Standmixer zerkleinern und gut vermischen. Das Pesto in ein sauberes Schraubglas abfüllen.

Tipp Auch Kräuterbutter kann man so zubereiten. Hier wird das Öl durch flüssige Butter ersetzt. Alles verrühren und in einem Schraubglas im Kühlschrank fest werden lassen. Passt super zu gerilltem, nicht mariniertem Fleisch.

Kürbiskern-Pesto W3

Ergibt 1 Glas (ca. 200 ml)
5 Min.

50 g Kürbiskerne • 1 Bund Basilikum • 2 Stängel Petersilie • 2 Zweige Thymian • ½ TL Salz • 3 Prisen Pfeffer • 100 ml Olivenöl

- Alle Zutaten im Standmixer zerkleinern und gut vermischen. Das Pesto in ein sauberes Schraubglas abfüllen.

Das passt dazu Dinkelspaghetti

Süßkartoffel-Paprika-Ketchup W3

Ergibt 2 Flaschen (à ca. 300 ml)
25 Min.

250 g Süßkartoffeln • 250 g rote Paprikaschoten • ½ weiße Zwiebel • 100 ml Verjus oder Cranberrysaft • 40 ml Reissirup • ½ TL Salz • 1 TL Paprikapulver • je 1 Prise Nelken und Piment

- Gemüse waschen, ggf. schälen, klein schneiden und in einem Topf mit etwas Wasser 15 Min. kochen. Verjus oder Cranberrysaft, Reissirup und Gewürze hinzufügen und kurz köcheln lassen.

- Alles sehr fein pürieren, in saubere Flaschen füllen und sofort verschließen.

Tipp Für mehr Würze kann Currypulver verwendet werden.

Hanf-Basilikum-Pesto W3

Ergibt 1 Glas (ca. 200 ml)
5 Min.

50 g geschälte Hanfsamen • 1 Bund Basilikum • ½ TL Salz • 3 Prisen Pfeffer • 100 ml Hanföl

- Alle Zutaten im Standmixer zerkleinern und gut vermischen. Das Pesto in ein sauberes Schraubglas abfüllen.

Tipp Auch als Brotaufstrich schmeckt das Pesto sehr lecker. Es ist übrigens reich an Omega-3-Fettsäuren.

Salatsaucenpulver W2

Ergibt 1 Glas (ca. 200 ml)
15 Min. + 4–6 Std. Trocknungszeit

1 Bund Schnittlauch • 1 Bund Petersilie • 200 g gelbe oder rote Paprikaschote • 1 Möhre • ½ Stängel Zitronengras • 2 EL Oregano • 2 EL Basilikum • 2 EL Thymian • ½ TL Kurkuma • 100 g Meersalz • 1 TL weiße Pfefferkörner • 2 EL Rohrohrzucker

- Den Backofen auf 180 Grad Ober-/Unterhitze vorheizen.

- Gemüse und Kräuter waschen, ggf. schälen, klein schneiden und auf einem Backblech verteilen. Im Ofen etwa 4–6 Std. trocknen.

- Mit allen weiteren Zutaten in der Küchenmaschine fein mahlen.

Veganer Parmesan W3

Ergibt 100 g
5 Min.

50 g Pinienkerne • 50 g blanchierte Mandeln • 1 TL Meersalz

- Alle Zutaten im Mörser fein zerstoßen und gut durchmischen.

Das passt dazu alle Nudelgerichte

Selbst gemachter Pflanzendrink W1

Ergibt ca. 1 l
20 Min. + 12 Std. Einweichzeit bei Mandeln

200 g blanchierte Mandeln, Hanfsamen oder Macadamianüsse • 1 Prise Salz • etwas Reissirup • 2 EL Rapsöl (optional)

- Mandeln über Nacht in Wasser einweichen, dann abgießen. Hanfsamen und Macadamianüsse direkt verwenden.
- Mandeln, Hanfsamen oder Macadamianüsse in einem Topf in 1 l Wasser aufkochen. Vom Herd nehmen, abkühlen lassen und pürieren.
- Die Flüssigkeit durch ein Haarsieb in ein Gefäß abseihen und nach Geschmack etwas nachsüßen. Ist der Drink nicht reichhaltig genug, einfach mit Rapsöl aufschlagen.

Tipp Für selbst gemachte Pflanzensahne 150 ml des Drinks, 20 ml Rapsöl, 1 Prise Salz und 1 TL Tapiokastärke in einem Topf unter Rühren erwärmen.

Kräuteröl W1

Ergibt 1 Flasche (ca. 300 ml)
5 Min. + 1 Std. Ziehzeit

250 ml gutes Olivenöl • 1 Bund frische Kräuter (Thymian, Zitronenthymian, Basilikum, Rosmarin und/oder Oregano) • 1 Prise Meersalz

- Olivenöl in einem Topf erwärmen. Kräuter waschen, trocken schütteln und dazugeben.
- Alles bei kleiner Hitze 1 Std. ziehen lassen, in eine Flasche füllen und dunkel aufbewahren.

Tipp Damit lassen sich Nudeln aromatisieren, ein Salatdressing zubereiten, oder Sie können darin Fleisch anbraten.

Gomasio – japanisches Sesamsalz W3

Ergibt 1 Glas
15 Min.

100 g ungeschälter Sesam • 10 g Meersalz

- Sesam unter fließendem Wasser gut abspülen und abtropfen lassen. Sesamsamen in einer Pfanne ohne Fett unter Rühren so lange rösten, bis sie zu knacken beginnen, auf einem Teller abkühlen lassen.
- Meersalz und Sesam vermischen und mit einem Mörser nicht zu fein mahlen. In ein Glas füllen und trocken lagern.

Tipp Als Würzmischung gut geeignet, um den Salzkonsum zu reduzieren.

Grüne-Power-Pulver W2

Ergibt ca. 300 g
15 Min. + 4–6 Std. Trocknungszeit

je 200 g Brokkoli, Pak Choi, Petersilie, Möhren, grüne Paprikaschoten, Petersilienwurzel • 3 TL getrockneter Schnittlauch • 3 TL getrocknete Petersilie • 50 g Meersalz

- Den Backofen auf 90 Grad Ober-/Unterhitze vorheizen.
- Gemüse waschen, in feine Scheiben oder Streifen schneiden, großzügig auf mehrere Backbleche verteilen und im Ofen 4–6 Std. trocknen lassen.
- Gemüse in der Küchenmaschine fein mahlen, die restlichen Zutaten zugeben und alles nochmals fein mahlen.

Das passt dazu auf Suppen, Salate oder in einen grünen Smoothie

Tipp Das Pulver peppt unsere Gerichte mit extra Sulforaphan auf.

Rote-Power-Pulver W2

Ergibt ca. 200 g
15 Min. + 4–6 Std. Trocknungszeit

je 200 g Kürbis, Möhren, rote und gelbe Paprikaschoten, Rote Bete • 50 g Meersalz • ½ TL Kurkuma

- Den Backofen auf 90 Grad Ober-/Unterhitze vorheizen.
- Gemüse waschen, ggf. schälen, fein raspeln, auf mehrere Backbleche verteilen und im Ofen 4–6 Std. trocknen lassen.
- Gemüse in der Küchenmaschine fein mahlen, die restlichen Zutaten zugeben und alles nochmals fein mahlen.

Tipp Das Pulver ist reich an Carotinoiden und kann in Gerichten statt Tomatenmark verwendet werden.

Früchtepulver zum Süßen W2

Ergibt ca. 350 g
15 Min. + 4–6 Std. Trocknungszeit

je 200 g frische Aprikosen, Heidelbeeren und schwarze Johannisbeeren • je 100 g getrocknete Cranberrys und Goji-Beeren • 1 TL gemahlene Vanille • 1 TL Zimt • 2 TL Hagebuttenpulver

- Den Backofen auf 90 Grad Ober-/Unterhitze vorheizen.
- Aprikosen und frische Beeren waschen, klein schneiden, auf mehrere Backbleche verteilen und im Ofen 4–6 Std. trocknen lassen.
- Anschließend mit Cranberrys und Goji-Beeren in der Küchenmaschine fein mahlen. Restliche Zutaten hinzugeben gut untermischen.

Das passt dazu in Süßspeisen, als Topping aufs Müsli oder in einen Smoothie

Tipp Auch in diesem Würzpulver finden sich viele Pflanzenfarbstoffe, die antioxidativ wirken.

Aprikosen-Dattel-Creme W2

Ergibt 1 Glas (ca. 200 ml)
5 Min. + 3–4 Std. Einweichzeit

150 g getrocknete Aprikosen (ungeschwefelt) • 2 getrocknete Datteln (ungeschwefelt) • 1 Prise Meersalz • 30 ml Kokos- oder Rapsöl • 1 TL Zimt oder 1 MSP Vanillemark (optional)

- Getrocknete Früchte in Wasser 3–4 Std. einweichen.
- Dann das Wasser abgießen und alle Zutaten im Mixer pürieren.

Das passt dazu in Müsli, Porridge und Co. zum Süßen

FRÜHSTÜCK

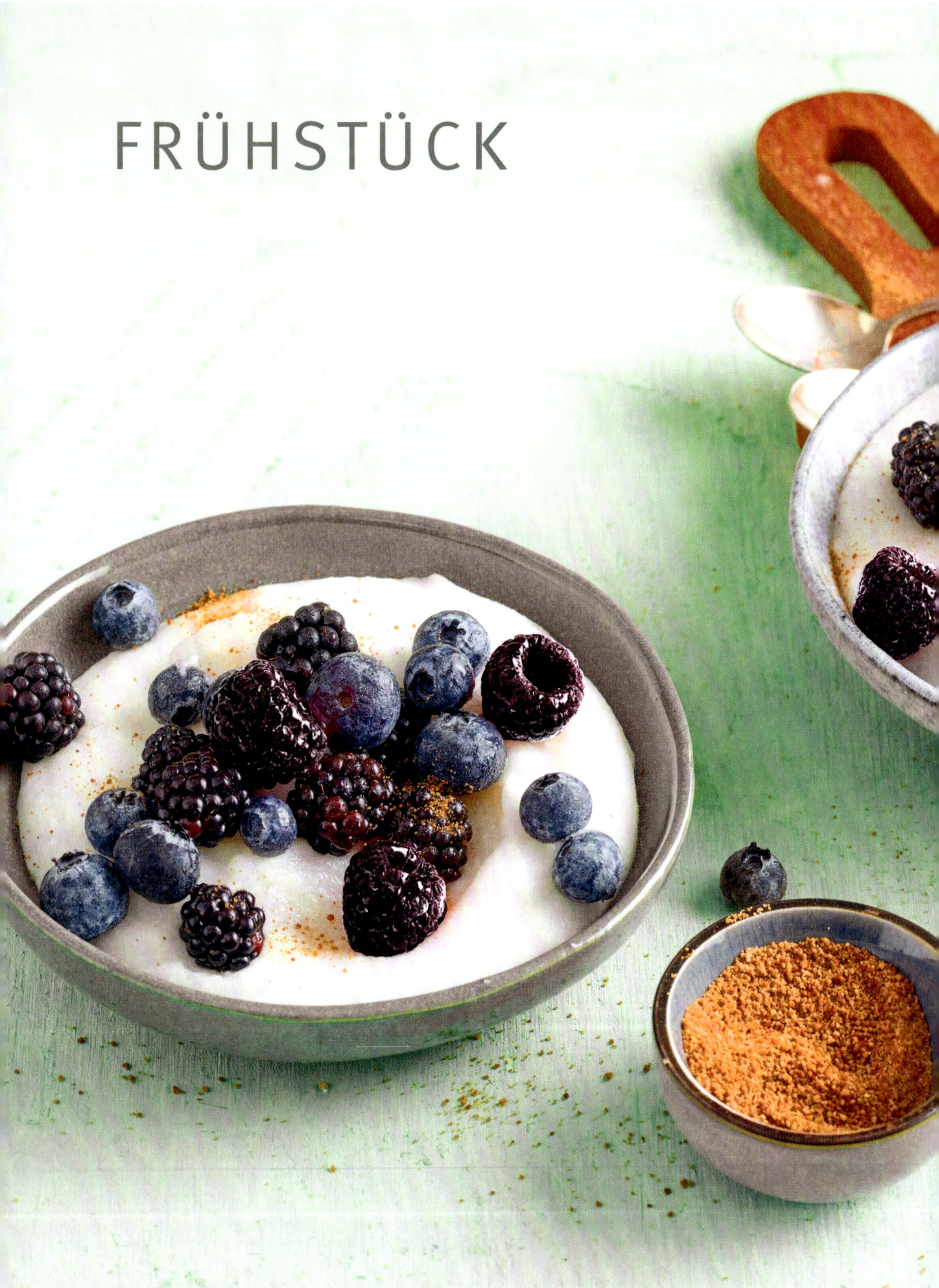

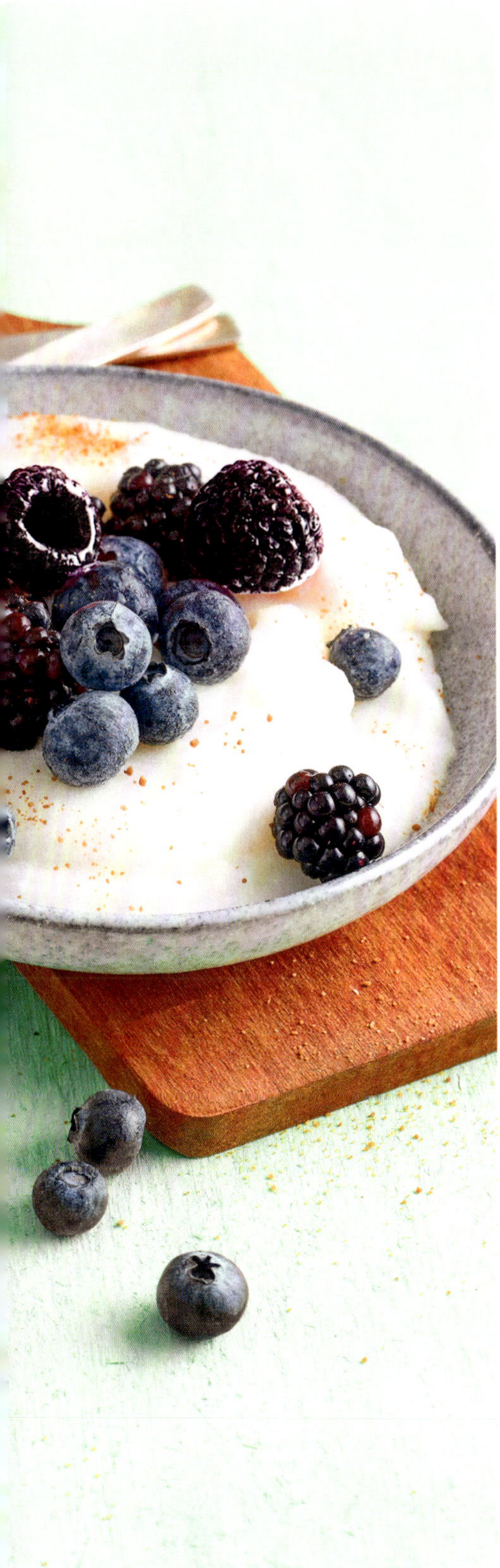

Blitz-Milchreis W2

Für 2 Portionen (plus Vorrat)

5 Min. + 3 Min. Quellzeit

200 g Langkorn- oder Basmatireis • 400 ml Pflanzendrink (nach Geschmack) • 2 Prisen Salz • 4 EL gemischte Beeren (Heidel-, Johannis-, Stachel- und/oder Brombeeren) • 2 TL Kokosblütenzucker • ½ TL Zimt

- Reis auf Vorrat in der Küchenmaschine fein mahlen.

- Pflanzendrink in einem Topf mit Salz erhitzen. 6 EL Reisgrieß hinzufügen, alles kurz aufkochen, vom Herd nehmen und 4 Min. quellen lassen.

- Durchrühren, auf Schalen verteilen und mit Beeren belegen. Kokosblütenzucker und Zimt mischen und darüberstreuen.

Kerniges Müsli W3

Ergibt 1 Glas (ca. 1 l)
5 Min. + 15 Min. Backzeit

100 g Paranüsse • 100 g Pistazien • 100 g Kürbiskerne • 100 g Sesam • 500 g Haferflocken (Grob- und Feinblatt gemischt) • 1 EL Zimt • 2 EL Reissirup oder Honig

- Den Backofen auf 100 Grad Ober-/Unterhitze vorheizen.
- Nüsse und Kerne in der Küchenmaschine zerkleinern, mit den restlichen Zutaten vermischen auf 2 Backbleche verteilen und im Backofen 15 Min. rösten.
- Gut abkühlen lassen und in ein Vorratsglas abfüllen.

Tipp Portionsweise (3 EL) mit 200 ml Pflanzendrink und 1 Handvoll Früchten genießen. Optional noch 1 TL geschrotete Leinsamen darübergeben.
Mit etwas flüssiger Butter und Dinkelmehl vermischt lassen sich daraus bei 180 Grad Ober-/Unterhitze in 15 Min. schnell leckere Müslikekse backen.

Fruchtiges Knuspermüsli W3

Ergibt 1 Glas (ca. 1 l)
15 Min. + 4 Std. Trocknungszeit + 15 Min. Backzeit

400 g frische Früchte (Heidelbeeren, Johannisbeeren, Brombeeren, Kirschen, Aprikosen, Physalis und/oder Mirabellen) • 50 g Reissirup • 1 TL Zimt • ½ TL Meersalz • 400 g Haferflocken (Großblatt) • 50 g gehackte Erdmandeln • 50 g gehackte Macadamianüsse • 100 g gepuffter Amarant

- Den Backofen auf 90 Grad Ober-/Unterhitze vorheizen.
- Früchte waschen, ggf. entkernen und große klein schneiden. Auf einem Backblech verteilen und mindestens 4 Std. trocknen.
- Alle anderen Zutaten miteinander vermischen, auf 2 Backbleche verteilen und im Ofen bei 100 Grad Ober-/Unterhitze 15 Min. rösten.
- Gut abkühlen lassen, mit den Trockenfrüchten vermengen und in einem Vorratsglas aufbewahren.

Tipp Die Trockenfrüchte können auch gekauft werden, dann allerdings ungeschwefelte nehmen.

Porridge für Eilige W1

Für 2 Portionen (plus Vorrat)
5 Min. + 3 Min. Quellzeit

200 g feine Haferflocken • 400 ml Pflanzendrink • 2 TL Reis- oder Ahornsirup (optional) • 2 MSP Zimt oder Lebkuchengewürz (optional) • 4 EL gemischte Beeren

- Die Haferflocken auf Vorrat in der Küchenmaschine fein mahlen.

- Pflanzendrink erhitzen, je 3 EL gemahlene Haferflocken in Schalen geben, mit Pflanzendrink übergießen und 2 Min. quellen lassen. Nach Geschmack mit Reis- oder Ahornsirup süßen und das Lebkuchengewürz unterrühren.

- Durchrühren, auf Schalen verteilen und mit Beeren belegen.

Variante Statt frischer Beeren 1 EL Hagebutten- oder Heidelbeermus unterrühren.

Ofenporridge mit Gewürzen W2

Für 2 Portionen
10 Min. + 20 Min. Backzeit

500 ml Mandel- oder Haferdrink • 120 g Haferflocken (Feinblatt) • 30 g Rohrohrzucker, Honig oder Kokosblütenzucker • 1 Prise Salz • ½ TL Lebkuchengewürz • 1 säuerlicher Apfel • 100 g Heidelbeeren

- Pflanzendrink in einem Topf erwärmen. Haferflocken einrieseln lassen. Süße, Salz und Gewürz hinzugeben und alles 5 Min. köcheln lassen.

- Den Backofen auf 180 Grad Ober-/Unterhitze vorheizen. Apfel schälen, entkernen und würfeln. Heidelbeeren waschen.

- Porridge in eine Auflaufform füllen, mit Früchten garnieren und im Ofen 20 Min. backen. Auf Schalen verteilen und genießen.

Variante Apfel durch Johannisbeeren, Brombeeren oder Mirabellen ersetzen.

PORRIDGE FÜR JEDEN GESCHMACK

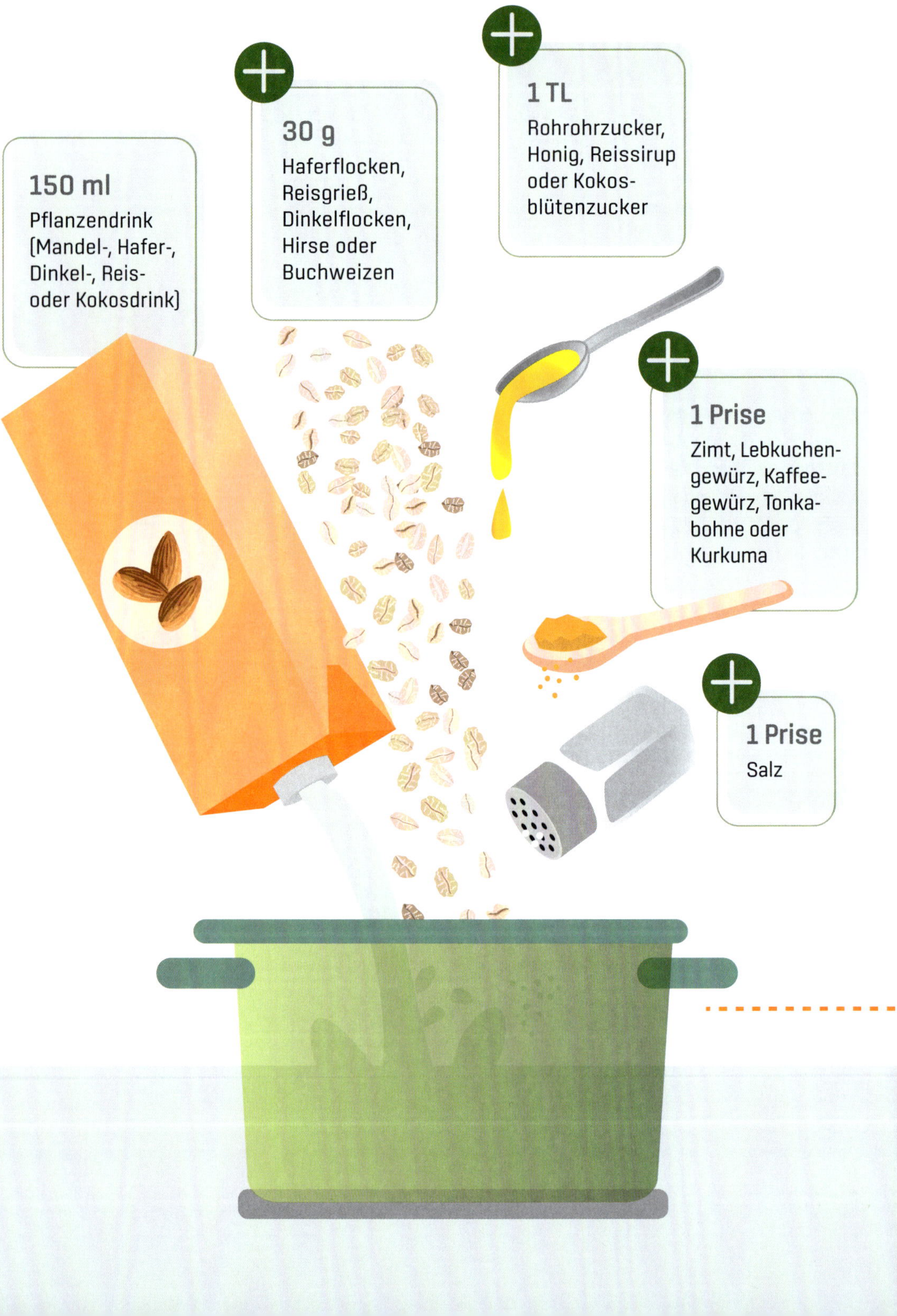
150 ml
Pflanzendrink (Mandel-, Hafer-, Dinkel-, Reis- oder Kokosdrink)
30 g
Haferflocken, Reisgrieß, Dinkelflocken, Hirse oder Buchweizen
1 TL
Rohrohrzucker, Honig, Reissirup oder Kokosblütenzucker
1 Prise
Zimt, Lebkuchengewürz, Kaffeegewürz, Tonkabohne oder Kurkuma
1 Prise
Salz

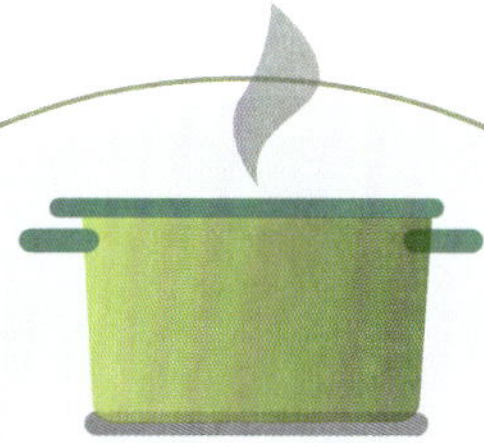

Pflanzendrink in einem Topf erwärmen. Flocken, Grieß o. ä. einrieseln lassen. Süße, Gewürze und Salz unterrühren und alles 5 Min. köcheln lassen. Auf Schalen verteilen und mit einem Topping garnieren.

Tipp: Das Porridge kann auch pur nur mit Wasser oder herzhaft mit Gemüsebrühe zubereitet werden.

Topping

1 Handvoll
Obst (Apfel, Heidelbeeren, Johannisbeeren, Brombeeren, Mirabellen, Kirschen)

oder

1 TL
selbst gemachte Konfitüre mit wenig Zucker, Fruchtpüree, Nussmus (Mandel, Macadamia, Pistazie)

oder

1 EL
gehackte Nüsse (Mandeln, Macadamia-, Paranüsse) oder Kokosflocken

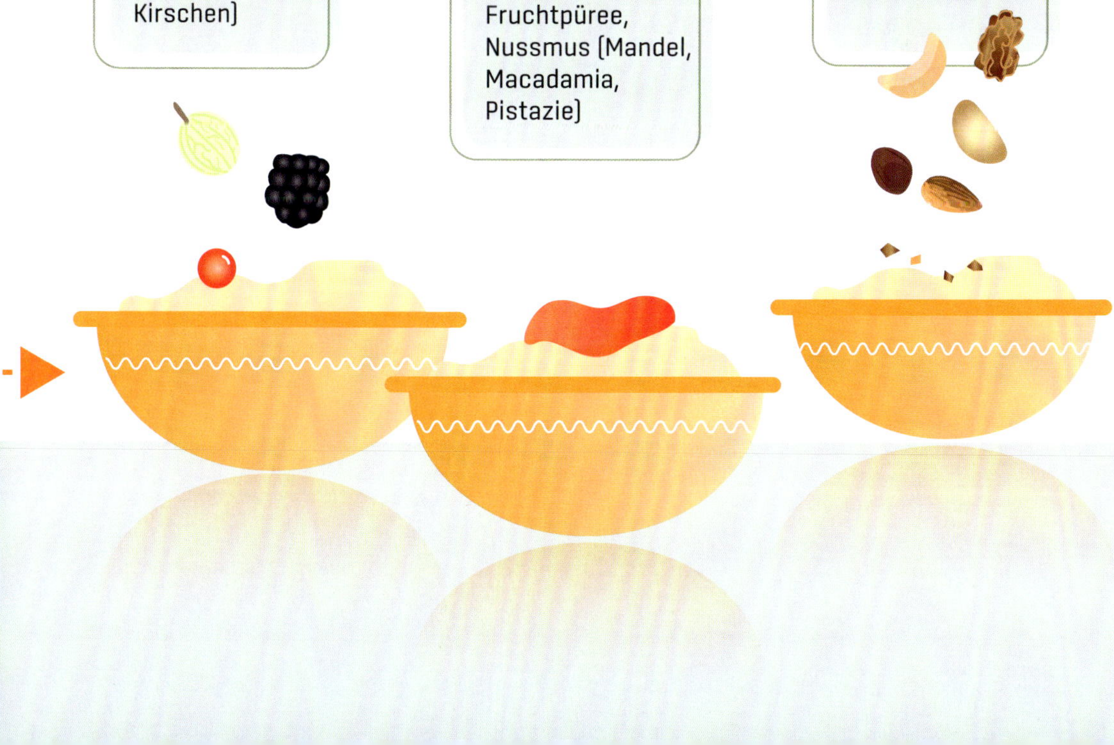

Grießbrei mit Ei und Kirschen W1

Für 4 Portionen
15 Min.

300 g Kirschen • 1 EL Honig • 800 ml Hafer- oder Mandeldrink • 80 g Dinkelgrieß • 1 Prise Salz • 1 EL Reissirup • 2 Eier • 1 MSP Vanille

- Die Kirschen waschen, entkernen und in einem Topf mit etwas Wasser und Honig 5 Min. köcheln lassen.
- Inzwischen Pflanzendrink in einem Topf erwärmen, Grieß einrühren und kurz aufkochen lassen. Salz und Reissirup hinzugeben, vom Herd nehmen und 3 Min. ziehen lassen. Eier und Vanille einrühren und den Brei mit dem Schneebesen aufschlagen.
- Auf Schalen verteilen und mit dem Kirschkompott garnieren.

Variante Sehr lecker auch mit Aprikosen oder Pfirsichen!

Arme-Ritter-Schmarren W2

Für 4 Portionen
15 Min.

370 ml Pflanzendrink • 3 Eier • 1 Prise Salz • 1 TL Vanillezucker • 8 Scheiben Dinkel-Toastbrot • etwas Butter • 1 TL Kokosblütenzucker • 1/4 TL Zimt

- Pflanzendrink, Eier, Salz und Vanillezucker in einer flachen Schale verquirlen. Toastbrotscheiben nacheinander darin einweichen.
- In einer großen Pfanne Butter zerlassen und die Toastscheiben darin von jeder Seite 3 Min. ausbacken. Dann mit 2 Pfannenwendern in Stücke reißen, mit Kokosblütenzucker und Zimt bestreuen, kurz karamellisieren lassen und heiß servieren.

Das passt dazu säuerliches Rhabarberkompott oder Apfelmus

Variante Man kann den Schmarren auch herzhaft zubereiten, dafür Zucker und Zimt weglassen und stattdessen mit Schnittlauchröllchen garnieren.

Frühstücksmuffins W3

Ergibt 12 Stück

20 Min. + 30 Min. Backzeit

- 100 g gemischte Nüsse und Kerne (Mandeln, Erdmandeln, Paranüsse, Macadamianüsse, Kürbiskerne)
- 1 Apfel
- 150 g Möhren
- 4 Eier
- 50 g Rohrohrzucker
- 125 g Dinkelmehl Type 630
- ½ Pck. Backpulver
- 1 Prise Salz
- 100 ml Rapsöl
- 1 TL Zimt
- 50 g Haferflocken (Fein- oder Grobblatt)
- etwas Pflanzendrink (nach Bedarf)

● Nüsse und Kerne in der Küchenmaschine klein hacken. Apfel und Möhren schälen, Apfel entkernen und beides klein raspeln. Den Backofen auf 180 Grad Ober-/Unterhitze vorheizen.

● Eier mit Zucker in einer Schüssel mit dem Handrührgerät schaumig schlagen und nach und nach alle restlichen Zutaten hinzugeben. Alles gut verrühren und bei Bedarf noch etwas Pflanzendrink hinzugeben.

● Den Teig auf 12 Muffinförmchen verteilen, diese auf ein Backblech stellen und die Muffins im Ofen 30 Min. backen. Abkühlen lassen und servieren.

Tipp Diese Muffins sind auch zum Mitnehmen in die Arbeit oder zum Picknick perfekt geeignet.

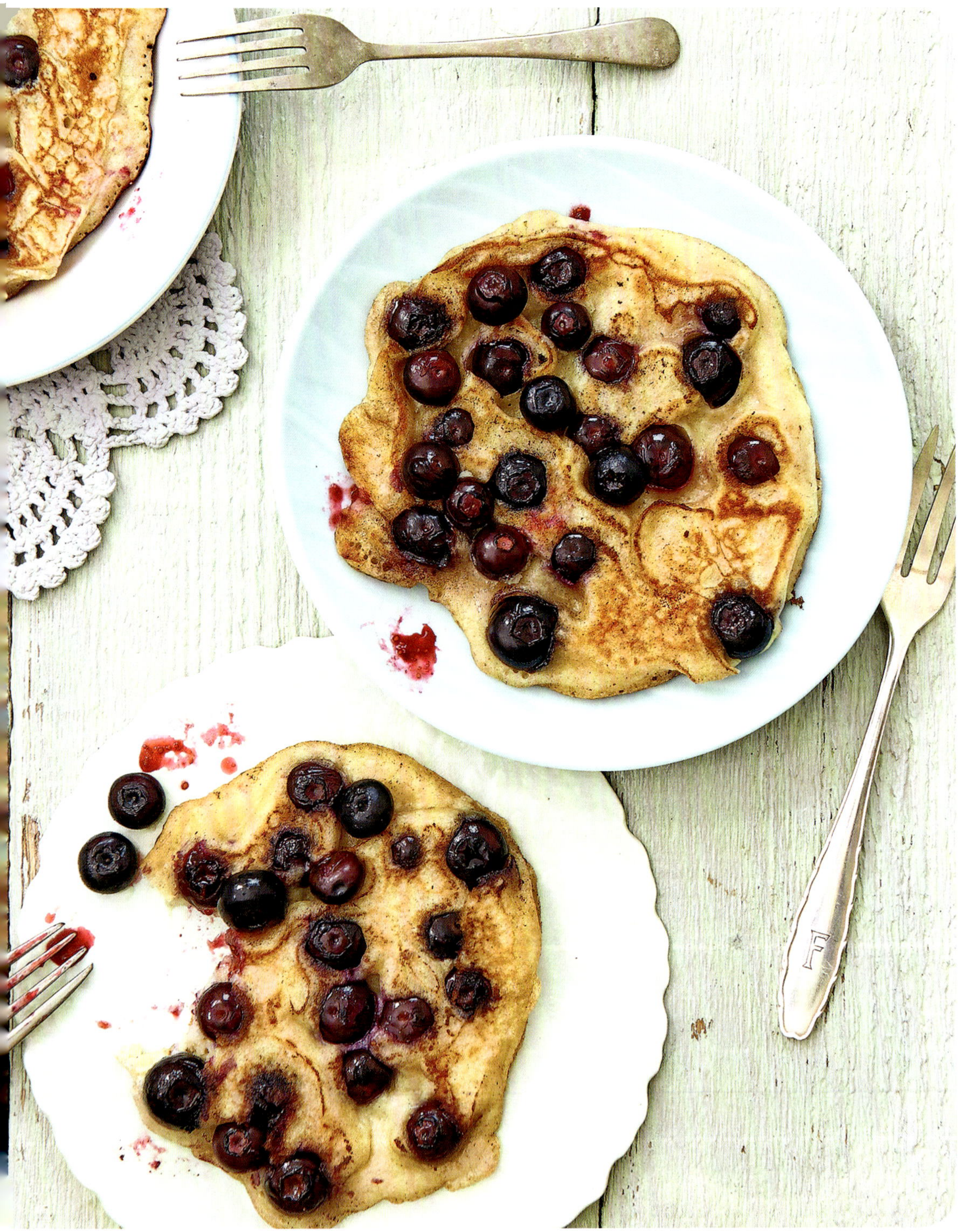

Heidelbeer-Pancakes W3

Für 4 Portionen
20 Min.

6 Eier • 1 EL Honig • ½ TL Backpulver • 300 g Dinkelmehl Type 630 • 100 g Hafermehl • 750 ml Haferdrink • ½ TL Salz • 250 g Heidelbeeren • Rapsöl zum Braten

- Eier und Honig mit dem Handrührgerät schaumig rühren. Backpulver und Dinkelmehl mischen und abwechselnd mit Hafermehl und Haferdrink in die Eiermasse einrieseln lassen und jeweils gut verrühren. Am Ende Salz und gewaschene Heidelbeeren unterrühren.

- Etwas Öl in einer Pfanne erhitze und aus dem Teig portionsweise Pancakes ausbacken.

Heidelbeermus W1

Ergibt 2 Gläser (à ca. 250 ml)
20 Min.

500 g Heidelbeeren • 50 g Kokosblütenzucker • 1 MSP Pektin

- Heidelbeeren waschen, in einen Topf geben, etwas Wasser hinzufügen und 10 Min. köcheln lassen.

- Mit dem Stabmixer pürieren, Kokosblütenzucker und Pektin hinzufügen und alles in ca. 7 Min. gelieren lassen. Noch heiß in saubere, sterilisierte Gläser abfüllen und im Kühlschrank aufbewahren.

Variante Schmeckt auch aus Brombeeren!

« Heidelbeer-Pancakes

Hagebuttenkonfitüre W1

Ergibt 2 Gläser (à ca. 250 ml)
10 Min.

500 g Hagebuttenmark • 50 g Kokosblütenzucker • 1 MSP Pektin

- Hagebuttenmark in einem Topf erhitzen. Kokosblütenzucker und Pektin unterrühren und alles in ca. 7 Min. gelieren lassen. Die Konfitüre noch heiß in saubere, sterilisierte Gläser abfüllen.

Tipp Da nur wenig Zucker enthalten ist, im Kühlschrank aufbewahren und zügig verbrauchen. Oder in kleinen Portionen einfrieren.

Vanille-Maronen-Aufstrich W1

Ergibt 2 Gläser (à ca. 300 ml)
10 Min.

Mark von 1 Vanilleschote • 50 g Honig • 400 g gegarte Maronen

- Alle Zutaten in einem Mixer cremig pürieren.

Das passt dazu Brötchen und winterliche Gerichte

Macadamiacreme W3

Ergibt 1 Glas (ca. 300 ml)
5 Min.

250 g geröstete und gesalzene Macadamianüsse • 40 g Kokosöl • 1 MSP Kurkuma

- Alle Zutaten im Standmixer sehr gut zerkleinern. In ein sauberes Schraubglas füllen und im Kühlschrank aufbewahren.

Mandel-Pistazien-Creme W3

Ergibt 1 Glas (ca. 300 ml)
15 Min. + 12 Std. Einweichzeit

100 g blanchierte Mandeln • 100 g Pistazien • 50 g Butter • 1 Prise Salz • 80 g Kokosblütenzucker • Mark von 1 Vanilleschote • 1 TL Zimt

- Mandeln über Nacht in Wasser einweichen, dann abgießen und mit den Pistazien im Mixer fein pürieren.
- Butter erwärmen und mit restlichen Zutaten in den Mixer geben. Alles erneut pürieren.

Tipp Schmeckt sehr lecker als Füllung in Hefegebäck und enthält viel weniger Zucker als ein gekaufter Aufstrich.

Hanf-Paprika-Aufstrich W3

Ergibt 1 Schale
15 Min.

je 1 rote und gelbe Paprikaschote • 1 EL Olivenöl • 50 g geschälte Hanfsamen • 50 ml Hanföl • ½ Bund Basilikum • Salz • Pfeffer

- Paprikas waschen, klein schneiden und mit Olivenöl in einer Pfanne rundum anbraten.

- Mit allen restlichen Zutaten im Standmixer pürieren. Den Aufstrich mit Salz und Pfeffer abschmecken.

Winterliches Apfelkompott W2

Für 4 Portionen
20 Min.

1 kg Äpfel • 2 Datteln, entsteint und eingeweicht • Mark von 1 Vanilleschote • 1 Zimtstange • 3 Nelken (optional) • 1 Prise gemahlener Ingwer • 50 g Rosinen

- Äpfel schälen, entkernen und klein schneiden. Datteln im Standmixer pürieren.

- In einen Topf 500 ml Wasser, Dattelmus, Vanillemark und Gewürze geben und alles zum Kochen bringen. Äpfel und Rosinen hinzugeben und alles offen 10 Min. köcheln lassen.

- Die ganzen Gewürze entfernen und das Kompott auf Schalen verteilen.

Vollkornbrot mit Hafermehl W3

Ergibt 1 Brot
10 Min. + 3 Std. Gehzeit + 1 Std. Backzeit

1 Würfel Hefe • 2 EL Rohrohrzucker • 200 ml Haferdrink • 350 g Dinkelmehl Type 630 • 200 g Hafermehl • 100 g Haferflocken • 1 TL Salz • 1 EL gemischte Kerne und Saaten (Kürbiskerne, Lein-, Sesam- oder Hanfsamen)

- Hefe mit 280 ml lauwarmem Wasser und Zucker vermischen und kurz stehen lassen. Restliche Zutaten, bis auf Kerne und Saaten, mit dem Handrührgerät unterkneten. Den Teig an einem warmen Ort 3 Std. gehen lassen.

- Den Backofen auf 230 Grad Ober-/Unterhitze vorheizen. Aus dem Teig einen Laib formen, die Oberfläche mit Wasser bestreichen und die Saaten darauf verteilen. Im Backofen auf der mittleren Schiene 20 Min., danach 40 Min. bei 190 Grad backen. Abkühlen lassen und aufschneiden.

Variante Für Brötchen aus dem Teig 16 Kugeln formen, dann 10 Min. im Ofen bei 220 Grad Ober-/Unterhitze, danach weitere 20 Min. bei 180 Grad backen.

Tipp Wenn Sie Kerne und Saaten weglassen, können Sie das Brot schon ab Woche 2 genießen.

Ciabatta-Brötchen mit Körnern W3

Ergibt 12 Stück

10 Min. + 2 Std. Gehzeit + 25 Min. Backzeit

250 g Vollkorndinkelmehl • 250 g Dinkelmehl Type 630 • ½ Würfel Hefe • 1 EL Rohrohrzucker • 1 TL Salz • 3 EL Olivenöl • 2 EL gemischte Saaten und Kerne (Sesam, Mohn-, Hanf-, Chiasamen und/oder Kürbiskerne)

- Beide Mehle in eine Schüssel geben, eine Mulde hineindrücken, 360 ml lauwarmes Wasser hineingießen, die Hefe dazubröseln und den Zucker dazugeben. Salz und Olivenöl untermischen und den Teig gut durchkneten. An einem warmen Ort mind. 2 Std. gehen lassen.

- Den Ofen auf 210 Grad Ober-/Unterhitze vorheizen. Aus dem Teig 12 Kugeln formen und auf ein Backblech geben. Die Brötchen mit Wasser bestreichen und die Saaten und Kerne darauf verteilen.

- Die Brötchen im Ofen 10 Min., danach 15 Min. bei 180 Grad backen. Abkühlen lassen und genießen.

Variante Aus dem Teig kann auch ein großes Brot gebacken werden. Dann verlängert sich die Backzeit auf 50 Min.

Tipp Wenn Sie die Saaten und Kerne weglassen, können Sie die Brötchen schon ab Woche 2 genießen.

Schnelles Dinkel-Toastbrot W2

Ergibt 1 Brot

10 Min. + 1 Std. Gehzeit + 30 Min. Backzeit

½ Würfel Hefe • 1 EL Rohrohrzucker • 450 g Dinkelmehl Type 630 • 1 TL Salz • 50 ml Pflanzendrink (nach Geschmack) • 2 EL Butter

- Hefe mit 130 ml lauwarmem Wasser und Zucker vermischen und kurz stehen lassen. Restliche Zutaten hinzufügen und mit dem Handrührgerät unterkneten. Den Teig an einem warmen Ort 1 Std. gehen lassen.

- Den Backofen auf 200 Grad Ober-/Unterhitze vorheizen. Aus dem Teig 3 Kugeln formen, in eine Kastenform geben und im Ofen 30 Min. backen. Abkühlen lassen und aufschneiden.

Tipp Vollwertiger wird das Toastbrot mit Dinkelmehl Type 1050 und 1 Handvoll Leinsamen.

» Schnelles Dinkel-Toastbrot

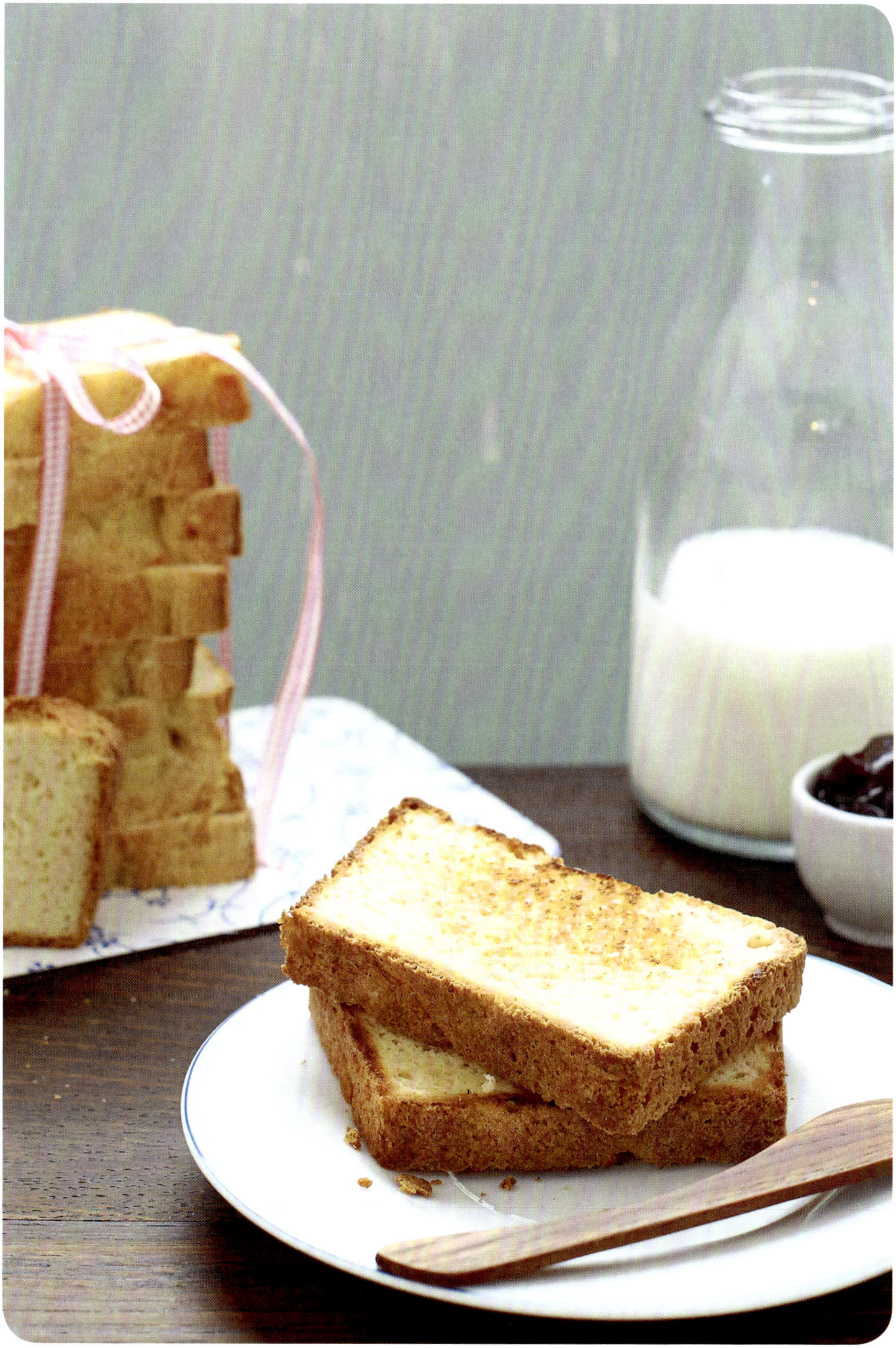

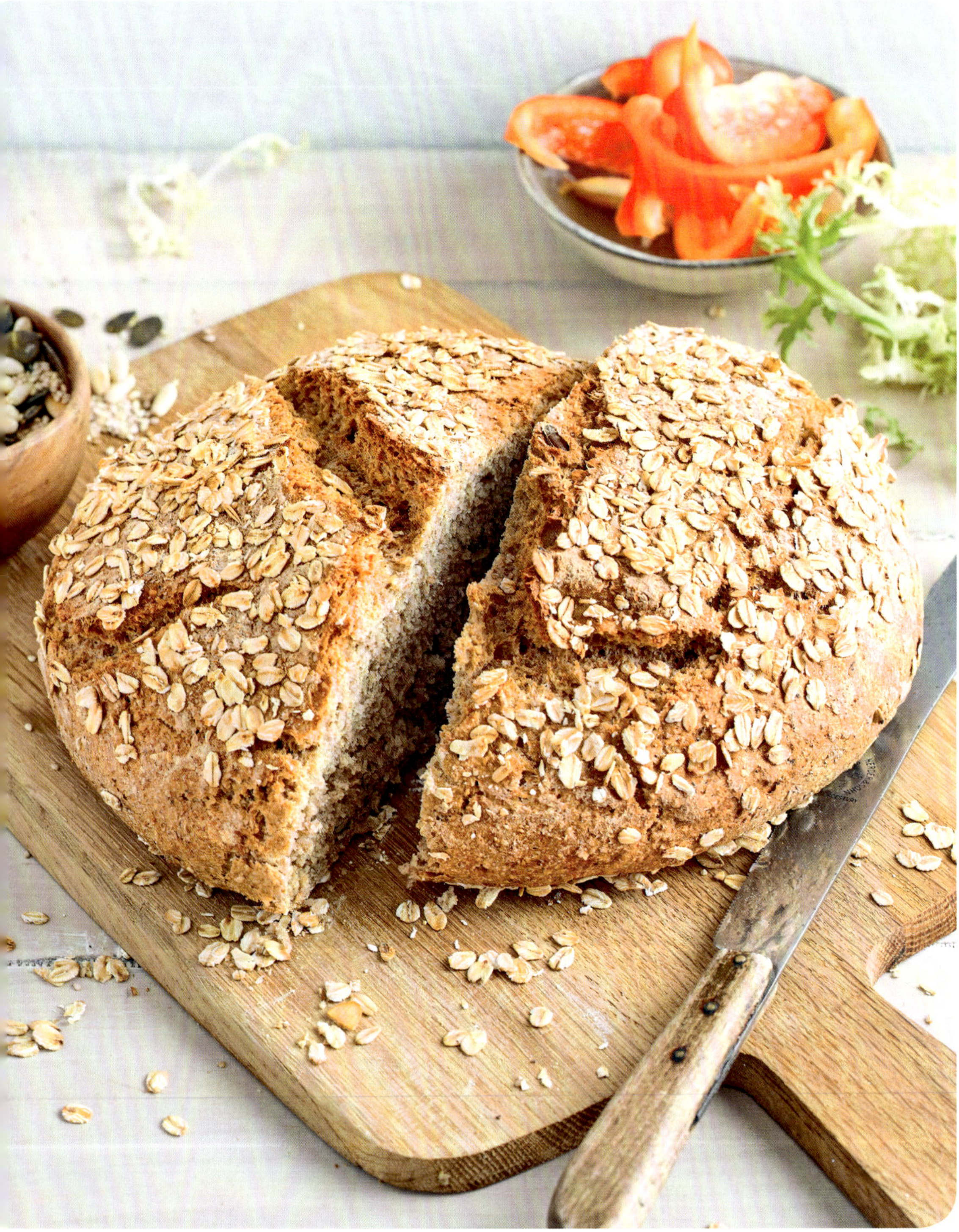

Vitalbrot W3

Ergibt 1 Brot

10 Min. + 1 Std. Gehzeit + 1 Std. Backzeit

½ Würfel Hefe • 400 ml Pflanzendrink (nach Geschmack) • 1 EL Rohrohrzucker • 350 g Dinkelvollkornmehl • 200 g Dinkelmehl Type 630 • 100 g Haferflocken, plus 1 EL • 60 g gemischte Kerne und Saaten (Kürbis-, Pinienkerne, Sesam und/oder Hanfsamen)

- Hefe mit lauwarmem Pflanzendrink und Zucker vermischen und kurz stehen lassen. Restliche Zutaten, außer dem 1 EL Haferflocken, hinzufügen und mit dem Handrührgerät unterkneten. An einem warmen Ort 1 Std. gehen lassen.

- Den Backofen auf 230 Grad Ober-/Unterhitze vorheizen. Aus dem Teig einen Laib formen, die Oberfläche mit Wasser bestreichen und die restlichen Haferflocken daraufstreuen. Im Backofen 20 Min., danach 40 Min. bei 190 Grad backen. Abkühlen lassen und aufschneiden.

Nussbrötchen W3

Ergibt 12 Stück

10 Min. + 2 Std. Gehzeit + 25 Min. Backzeit

300 g Dinkelmehl Type 630 • 100 g Hafermehl • 100 g Kerne und Nüsse (Kürbiskerne, Macadamia- und/oder Paranüsse) • ½ Würfel Hefe • 1 EL Rohrohrzucker • 1 TL Salz • 2 EL Butter

- Mehle, Kerne und Nüsse in eine Schüssel geben, eine Mulde hineindrücken, 360 ml lauwarmes Wasser hineingießen, die Hefe dazubröseln und den Zucker zur Hefe geben. Leicht verrühren. Salz und Butter zunächst an den Rand des Teiges platzieren und alles 30 Min. ruhen lassen.

- Mit dem Handrührgerät verkneten und nochmals 90 Min. an einem warmen Ort gehen lassen.

- Den Backofen auf 210 Grad Ober-/Unterhitze vorheizen. Aus dem Teig 12 Kugeln formen, auf ein Blech setzen und im Ofen 10 Min., danach 15 Min. bei 180 Grad backen, bis sie goldbraun sind. Abkühlen lassen und genießen.

« Vitalbrot

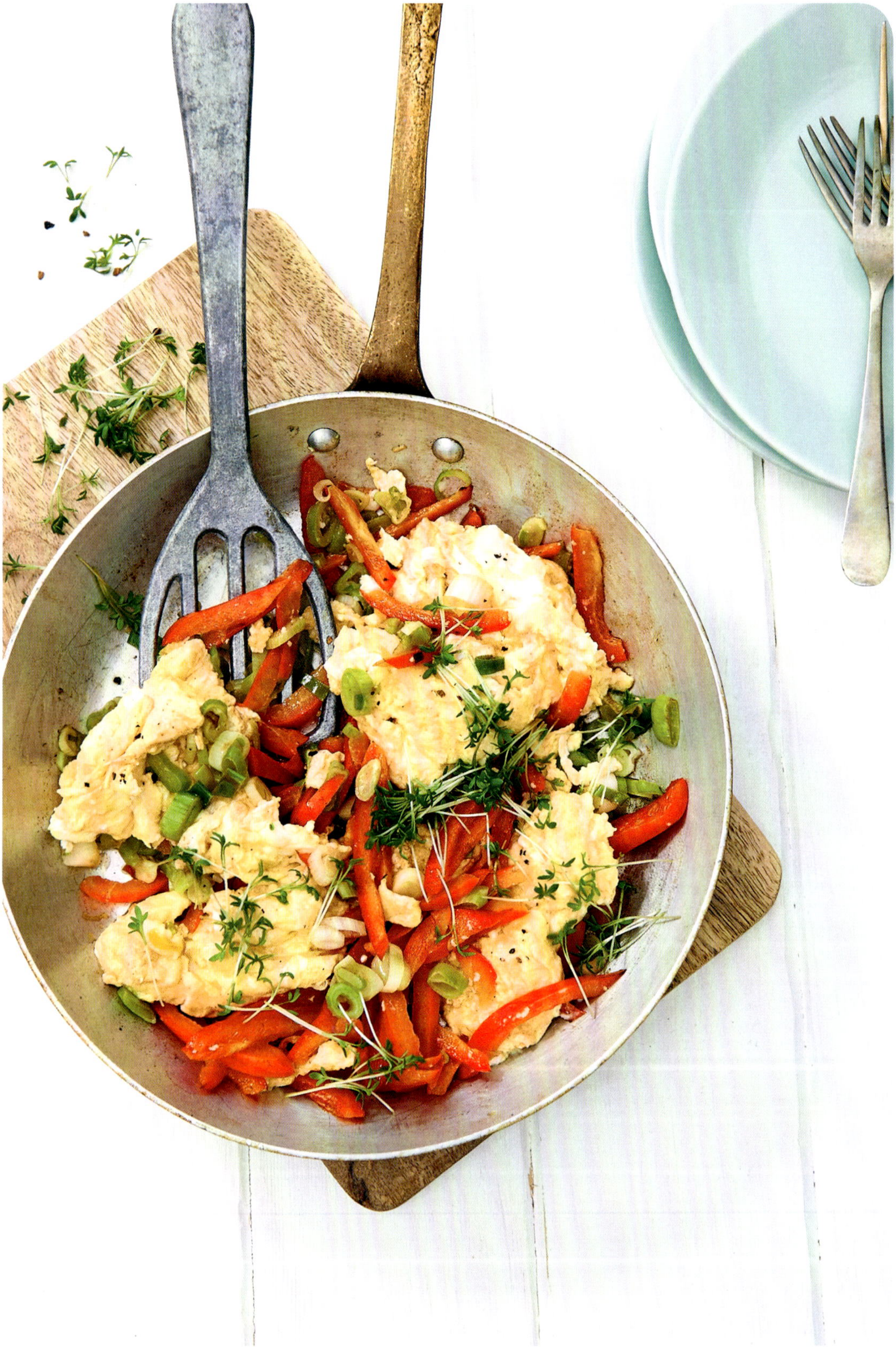

Rührei mit gebratener Paprika W2

Für 4 Portionen
10 Min.

2 rote Paprikaschoten • ½ Bund Frühlingszwiebeln (nur das Grün) • 4 EL Raps- oder Olivenöl • 4 Eier • 2 EL Pflanzendrink • Salz • Pfeffer • 1 Schale Kresse

- Paprika waschen und in Streifen schneiden. Frühlingszwiebelgrün waschen und in Ringe schneiden. Beides in einer Pfanne in etwas Öl 5 Min. anbraten. Herausnehmen und beiseitestellen.

- Eier in einer Schüssel mit Pflanzendrink verquirlen und mit Salz und Pfeffer würzen. In der Pfanne im restlichen Öl anbraten und ab und zu umrühren.

- Zusammen mit der Paprika auf Tellern anrichten und zum Schluss mit Kresse garnieren.

Das passt dazu Ciabatta oder frische Brötchen

Paprika-Spiegelei mit Radieschen-Brot W3

Für 2 Portionen
15 Min.

100 g vegane Streichcreme • 2 TL Schnittlauchröllchen • Pfeffer • Salz • 6 Radieschen • 1 kleine Salatgurke • 2 Scheiben Vollkornbrot • 2 dicke Scheiben Paprikaschote • 1 EL Rapsöl • 2 Eier • 2 Prisen Paprikapulver

- Die Streichcreme mit Schnittlauchröllchen verrühren, pfeffern und salzen. Radieschen waschen und in Scheiben schneiden. Salatgurke waschen und in Streifen schneiden.

- Die Brotscheiben mit der Creme bestreichen und mit Radieschen und Gurkenstreifen belegen.

- Die Paprikaringe in eine Pfanne mit Öl geben und die Eier darin als Spiegeleiblumen braten. Mit Paprikapulver, Pfeffer und Salz würzen. Alles auf Tellern anrichten.

« Rührei mit gebratener Paprika

UNTERWEGS UND ZWISCHENDURCH

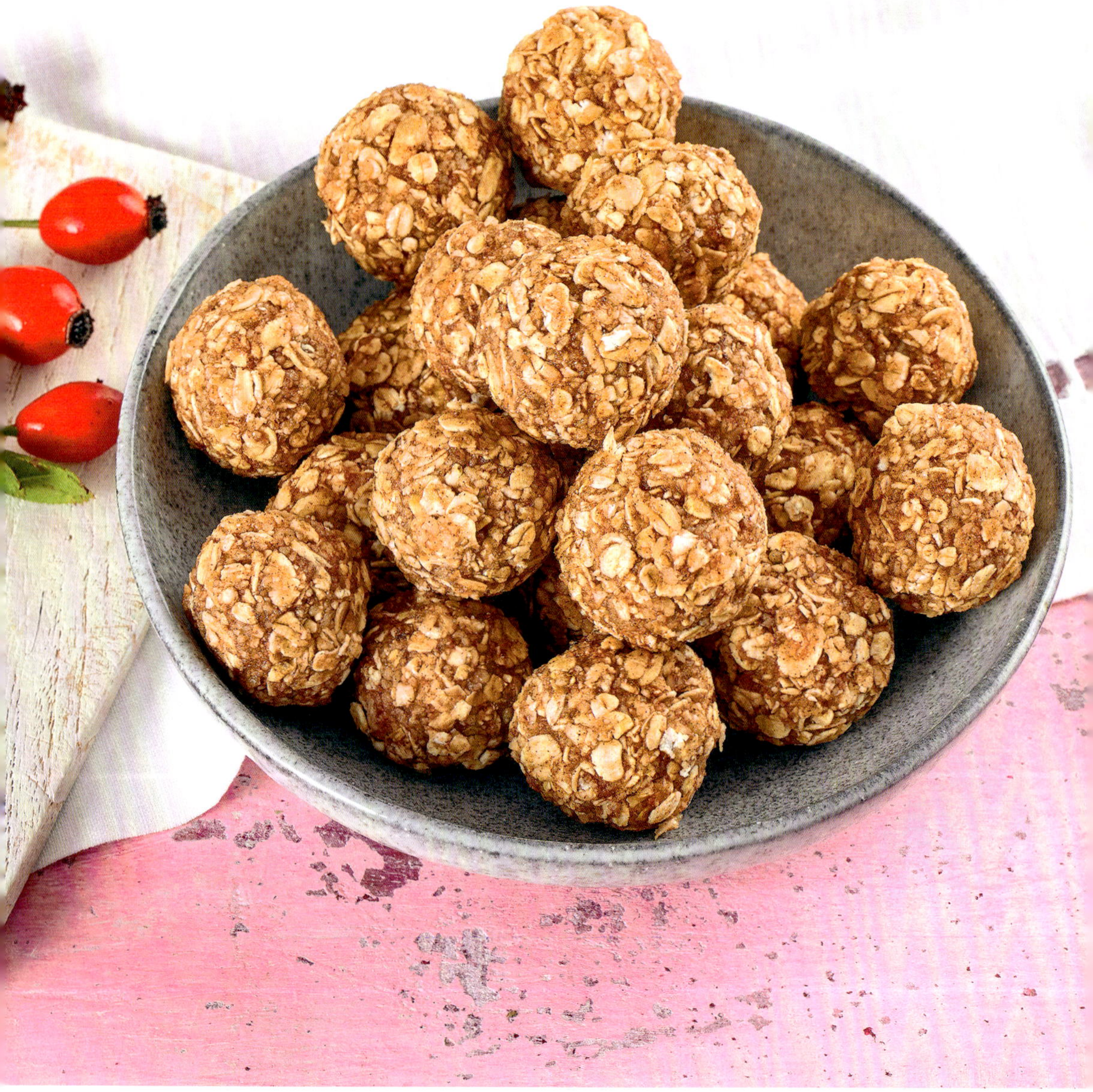

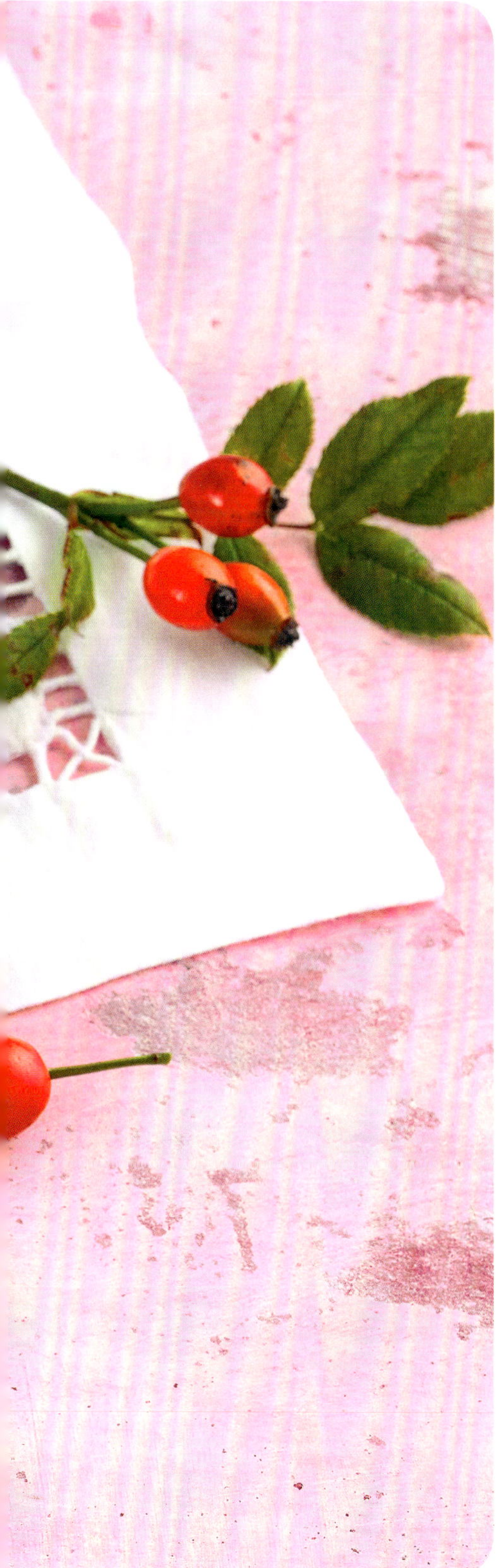

Energiekugeln mit Pinienkernen W3

Ergibt 20 Kugeln

10 Min. + 1 Std. Kühlzeit

50 g Mandeln • 50 g Pinienkerne • 50 g Hagebuttenkonfitüre • 100 g Haferflocken (Fein- und Großblatt gemischt) • 2 EL Reissirup • 1 TL Zimt • 80 g Butter • 1 Prise Salz • 1 EL gehackte Mandeln oder Haferflocken zum Wälzen (optional)

- Mandeln und Pinienkerne im Standmixer zerkleinern.

- Danach die übrigen Zutaten hinzufügen, vermischen und die Masse zu Kugeln formen. Falls die Kugeln zu klebrig sind, in Mandeln oder Haferflocken wälzen. Im Kühlschrank in 1 Std. fest werden lassen und genießen.

Variante Aprikosen- oder Heidelbeerkonfitüre schmecken darin auch toll.

Müsliriegel mit Sesam W3

Ergibt ca. 12 Stück

15 Min. + 1 Std. Trocknungszeit

100 g Haferflocken (Feinblatt) • 50 g Haferflocken (Großblatt) • 50 g gemahlene Erdmandeln • 30 g Sesam • 50 g Tahin • 50 ml Kokos- oder Rapsöl • 1 TL Zimt • 2 EL Honig oder Reissirup

- Den Backofen auf 100 Grad Ober-/Unterhitze vorheizen.
- Alle Zutaten miteinander vermischen, auf einem Backblech glatt verstreichen und im Backofen 1 Std. trocknen lassen. Noch warm in Riegel schneiden und diese gut abkühlen lassen.

Cracker mit Hanf- und Chiasamen W3

Ergibt ca. 40 Stück

10 Min. + 25–25 Min. Backzeit

60 g Kürbiskerne • 40 g Chiasamen • 40 g Haferflocken • 100 g geschälte Hanfsamen • 250 g Dinkelmehl Type 630 • 50 ml Olivenöl • 1 TL Salz

- Den Backofen auf 175 Grad Ober-/Unterhitze vorheizen.
- Die Kerne und Samen in der Küchenmaschine grob mahlen. Danach restliche Zutaten sowie 160 ml warmes Wasser hinzufügen und gut vermischen.
- Auf der bemehlten Arbeitsfläche 5 mm dünn ausrollen und in Dreiecke schneiden. Auf ein Backblech legen und im Ofen in 20–25 Min. goldbraun backen.

Gemüsechips W2

Reicht für einen Filmabend
15 Min. + 15 Min. Backzeit

200 g Rote Beten oder Süßkartoffel • 200 g Pastinaken oder Petersilienwurzeln • 200 g Butternusskürbis • 5 EL Olivenöl • Salz • Kräuter der Provence, Paprikapulver oder Currypulver (nach Geschmack)

- Gemüse schälen. Kürbis von Kerngehäuse und Fasern befreien. Alles in feine Scheiben schneiden oder hobeln. Den Backofen auf 200 Grad Ober-/Unterhitze vorheizen.

- Das Gemüse mit dem Öl einpinseln und auf einem Backblech mit Backpapier verteilen. Im Ofen 15 Min. backen und nach der Hälfte der Zeit die Gemüsescheiben einmal wenden. Die Chips anschließend würzen und abkühlen lassen.

Variante Auch Grünkohlchips können so zubereitet werden.

Infused Water W1

Ergibt ca. 1,3 l
5 Min.

1 l Sprudel oder stilles Wasser

Nach Geschmack
1 Pfirsich mit 2 Stängeln Ananasminze •
1 Handvoll Beeren mit 2 Stängeln Melisse •
½ Salatgurke mit 2 Stängeln Basilikum •
etwas Melone mit 2 Stängeln Minze

- Das Obst oder Gemüse waschen und klein schneiden. Kräuter waschen und Blätter abzupfen.

- Alles zusammen mit Sprudel oder stillem Wasser in eine Karaffe geben und durchziehen lassen.

Chai Latte W4

Ergibt 4 Tassen
5 Min. + 8 Min. Ziehzeit

1 kleines Stück Ingwer • 3 Kardamomkapseln • 1 Zimtstange • 3 Nelken • 1 Sternanis • 1 Pfefferkorn • 2 TL Schwarztee • 300 ml Barista-Haferdrink

- Ingwer schälen und klein schneiden. Kardamomkapseln andrücken. Alle Gewürze in einen Topf geben und anrösten. Mit 500 ml Wasser aufgießen und den Tee hinzugeben. Alles 8 Min. ziehen lassen.

- Den Haferdrink erhitzen und aufschäumen. Den Chai-Tee durch ein Sieb abseihen und auf 4 Tassen verteilen. Danach den Haferdrink dazugießen.

Heidelbeer-Mandel-Smoothie W3

Ergibt 4 Gläser
5 Min.

300 g Heidelbeeren (frisch oder TK) • 500 ml Mandeldrink • etwas Reissirup (nach Geschmack)

- Heidelbeeren waschen und im Mixer pürieren. Den Mandeldrink hinzufügen und nochmals kurz aufmixen.

- Den Smoothie nach Geschmack mit Reissirup süßen. Auf 4 Gläser verteilen.

Variante Schmeckt auch als Mango-Kokos-Smoothie. Dafür statt Heidelbeeren Mango und statt Mandeldrink Kokosmilch verwenden.

Tipp Für mehr Eiweißgehalt pro Glas 1 EL Mandelmus oder 1 EL geschälte Hanfsamen hinzufügen.

» Heidelbeer-Mandel-Smoothie

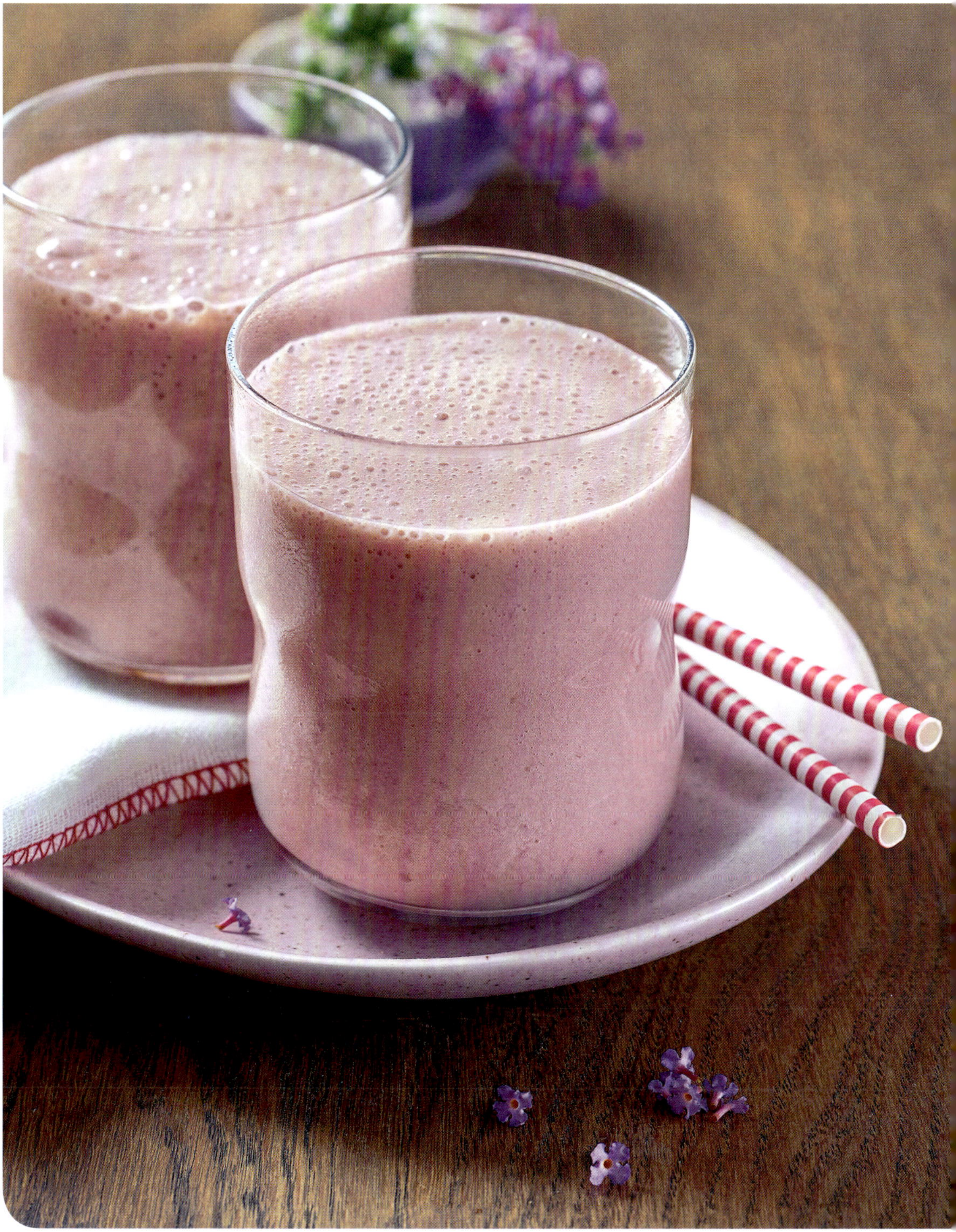

Zucchini-Dip W3

Ergibt 1 Schale
5 Min.

1 kleine Zucchini • 1 Pck. vegane Streichcreme (z. B. Hafercreme) • ½ TL Salz • ½ TL Rohrohrzucker • 1 TL Kräuter der Provence

- Zucchini waschen, klein schneiden und im Standmixer pürieren.

- Mit der Streichcreme vermischen und den Zucchini-Dip mit Salz, Zucker und Kräutern würzen.

Das passt dazu auf Brot, zu Rohkost oder erwärmt zu Nudeln

Veganer Zaziki-Dip W3

Ergibt 1 Schale
5 Min.

1 kleine Salatgurke • ein paar Stängel Schnittknoblauch • 1 Pck. vegane Streichcreme (z. B. Hafercreme) • ½ TL Salz • ½ TL Rohrohrzucker

- Gurke schälen, entkernen und grob raspeln. Schnittknoblauch waschen und in Röllchen schneiden.

- Beides mit der Streichcreme vermischen und mit Salz und Zucker würzen.

Das passt dazu auf Brot, zu Folienkartoffeln oder Gegrilltem

Dinkelsandwich mit Hähnchenbrust W3

Für 2 Portionen
15 Min.

150 g Hähnchenbrust • Pfeffer • Salz • 1 EL Oliven- oder Rapsöl • 4 Scheiben Dinkel-Toastbrot • 2 EL Mandel- oder Macadamiamus • ½ rote Paprikaschote • 1 kleine Dose Mais • 4 Romanasalatblätter

- Die Hähnchenbrust in Streifen schneiden, würzen und in einer Pfanne mit dem Öl 5 Min. von beiden Seiten anbraten.
- Jeweils eine Seite der Brotscheiben mit Nussmus bestreichen. Die Hähnchenstreifen auf 2 Toastscheiben verteilen.
- Paprika waschen, würfeln und auch auf dem Toast verteilen. Jeweils 1 EL Mais daraufgeben und mit 2 Salatblättern bedecken. Danach die andere Brotscheibe auf den Salat legen und andrücken.
- Die Sandwiches im Sandwichmaker oder auch ganz einfach im Waffeleisen toasten und servieren.

Zucchini-Paprika-Muffins W2

Ergibt 12 Stück
15 Min. + 25–30 Min. Backzeit

1 rote Paprikaschote • 1 Zucchini • ½ Bund Basilikum • 150 g Hirtenkäse • 230 g Dinkelmehl Type 630 • 2 TL Backpulver • 1 TL Salz • 80 ml Olivenöl • 2 Eier • 200 ml Pflanzendrink (nach Geschmack)

- Paprika und Zucchini waschen und in kleine Würfel schneiden. Basilikum waschen, Blätter klein hacken. Hirtenkäse in Würfel schneiden. Den Ofen auf 180 Grad Ober-/Unterhitze vorheizen.
- Mehl mit Backpulver und Salz mischen. Öl, Eier und Pflanzendrink in einer anderen Schüssel verrühren. Dann die Mehlmischung unterheben. Anschließend Paprika, Zucchini, Hirtenkäse und Basilikum untermengen.
- Den Teig auf 12 Muffinförmchen verteilen, diese auf ein Backblech stellen und die Muffins im Ofen 25–30 Min. backen. Abkühlen lassen und servieren.

SALATE UND SUPPEN

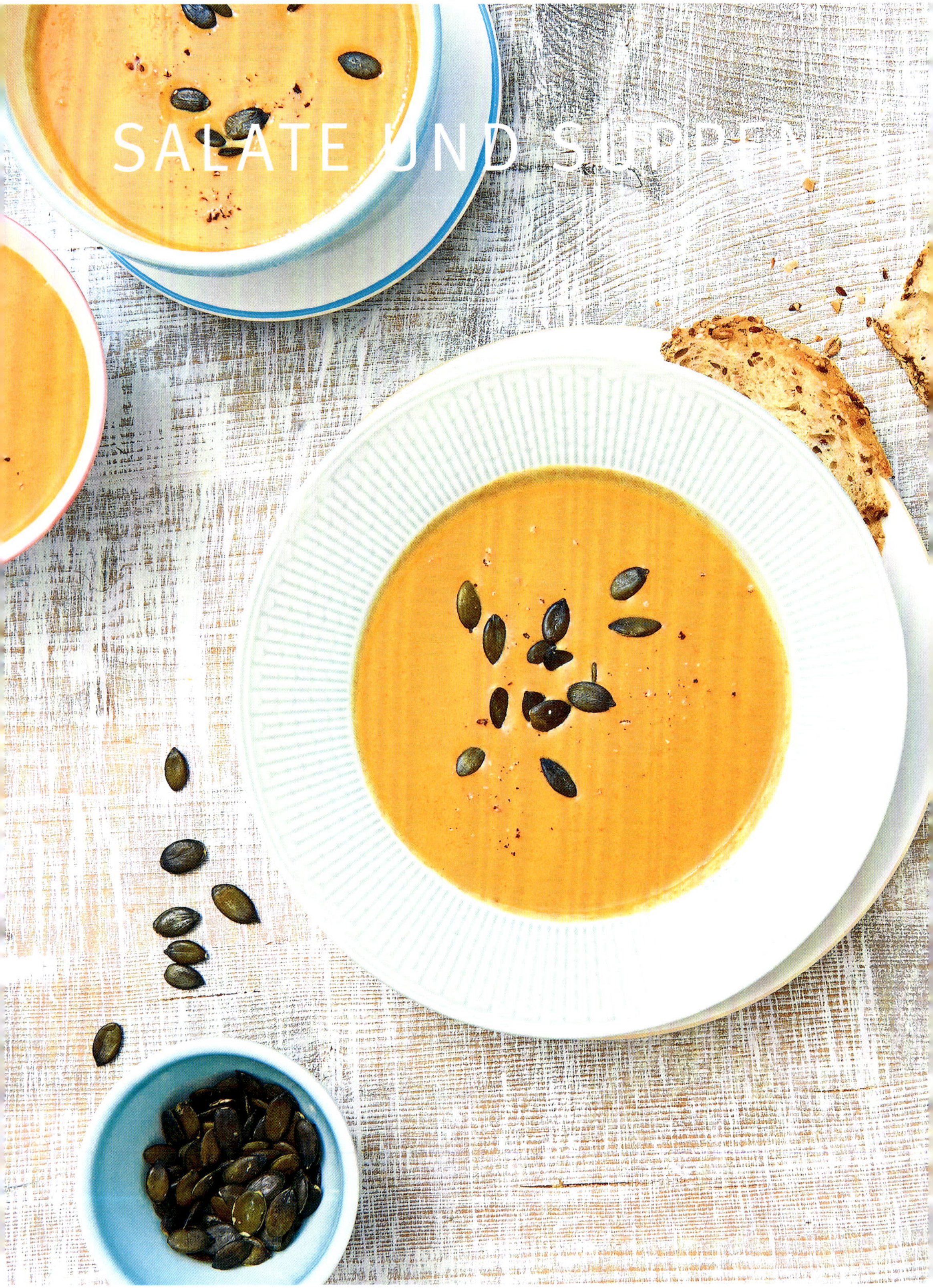

Kürbis-Kokos-Suppe W3

Für 4 Portionen
25 Min.

150 g Hokkaido-Kürbis • 1 Möhre • 100 g Knollensellerie • 2 EL Oliven- oder Rapsöl • 500 ml Gemüsebrühe • 250 ml Kokosmilch • Salz • Pfeffer • etwas gemahlener Ingwer • 2 EL Kürbiskerne

- Das Gemüse waschen, ggf. schälen, klein schneiden, mit Öl in einem Topf anschwitzen und mit der Gemüsebrühe ablöschen. Dann 15 Min. köcheln lassen.

- Kokosmilch hinzufügen, alles würzen und mit dem Stabmixer pürieren. Die Suppe auf Teller verteilen und die Kürbiskerne daraufgeben.

Tipp Wenn Sie die Kürbiskerne weglassen, können Sie die Suppe schon ab Woche 1 genießen!

Klassisches Salatdressing W2

Für 1 Salat
5 Min.

3 EL Oliven- oder Rapsöl • 1 EL Apfelessig oder 2 EL Verjus • ½ TL Rohrohrzucker • ¼ TL Salz • 1 TL Senf (nach Verträglichkeit) • 1 EL gehackte frische Kräuter (Basilikum, Pimpinelle oder Schnittlauch)

- Alle Zutaten miteinander verrühren.

Brombeer-Salatdressing W1

Für 1 Salat
5 Min.

2 EL Brombeerkonfitüre bzw. -gelee • 3 EL Olivenöl • ¼ TL Salz • 1 Prise Pfeffer • 5 Stängel Pimpinelle (alternativ Basilikum)

- Konfitüre und Öl glatt verrühren und mit Salz und Pfeffer würzen.

- Pimpinelle waschen, Blätter abzupfen und fein hacken. Dann unter das Dressing rühren.

Variante auch mit einer Stachelbeerkonfitüre oder Johannisbeergelee sehr lecker

Tipp Das Dressing ähnelt farblich einer Balsamicocreme und kann auch so verwendet werden.

Fruchtiges Salatdressing W3

Für 1 Salat
5 Min.

3 EL Oliven- oder Rapsöl • 3 EL Muttersaft (z. B. Granatapfel, Cranberry oder Sanddorn) • ½ TL Rohrohrzucker • ¼ TL Salz • 2 EL Granatapfelkerne, 1 EL getrocknete Cranberrys oder 1 TL Physalis (nach Geschmack)

- Alle Zutaten miteinander verrühren.

Pistazien-Vinaigrette W3

Für 1 Salat
3 Min.

2 EL Öl • 1 EL Apfelessig oder 2 EL Verjus • 2 EL Pistazienmus • 1 TL Reissirup • ¼ TL Salz • 1 Prise Pfeffer • 2 EL gehackte Pistazien

- Alle Zutaten bis auf die gehackten Pistazien miteinander glatt verrühren. Dann die Pistazien hinzugeben.

Variante Pistazienmus durch Mandel- oder Macadamiamus ersetzen und gehackte Mandeln oder Macadamianüsse statt der Pistazien verwenden.

Feldsalat mit Roter Bete und Kürbiskernen W3

Für 4 Portionen
25 Min.

Für den Salat
150 g Feldsalat • 2 Rote Beten • 1 EL Olivenöl • Salz • Pfeffer • 50 g Kürbiskerne

Für das Dressing
3 EL Olivenöl • 2 EL Apfelessig • Salz • Pfeffer • ½ TL Rohrohrzucker

- Den Salat waschen und in mundgerechte Stücke zupfen. Die Roten Beten schälen, würfeln und mit etwas Öl in einer Pfanne kurz andünsten. Mit etwas Wasser ablöschen, salzen, pfeffern und 10 Min. garen.

- Inzwischen für das Dressing Öl, Apfelessig, ¼ TL Salz, 1 Prise Pfeffer und Rohrohrzucker verrühren.

- Den Salat auf Tellern anrichten, die Kerne und die Roten Beten darübergeben und das Dressing auf die Teller verteilen.

Das passt dazu Dazu passt auch ein pochiertes Ei.

Tipp Man kann auch vorgegarte, vakuumierte Rote Beten nehmen.

Spaghetti-Pesto-Salat mit Hanfsamen W3

Für 4 Portionen
15 Min.

300 g Dinkel-Spaghetti • Salz • 2 Zucchini • 2 EL Öl • Pfeffer • 100 g geröstete und geschälte Hanfsamen • ½ Glas Kräuter-Pesto (Seite 85)

- Die Nudeln nach Packungsanweisung in Salzwasser kochen.

- Inzwischen Zucchini waschen, halbieren und in Scheiben schneiden. Danach in etwas Öl in der Pfanne 5 Min. braten, salzen und pfeffern. Hanfsamen dazugeben und kurz mitrösten.

- Die Spaghetti kalt abschrecken und mit dem Pesto und den Zucchini vermischen. Auf Tellern anrichten.

Tipp Das Gericht kann natürlich auch warm als Hauptgericht gegessen werden, dann für 4 Portionen 500 g Nudeln verwenden.

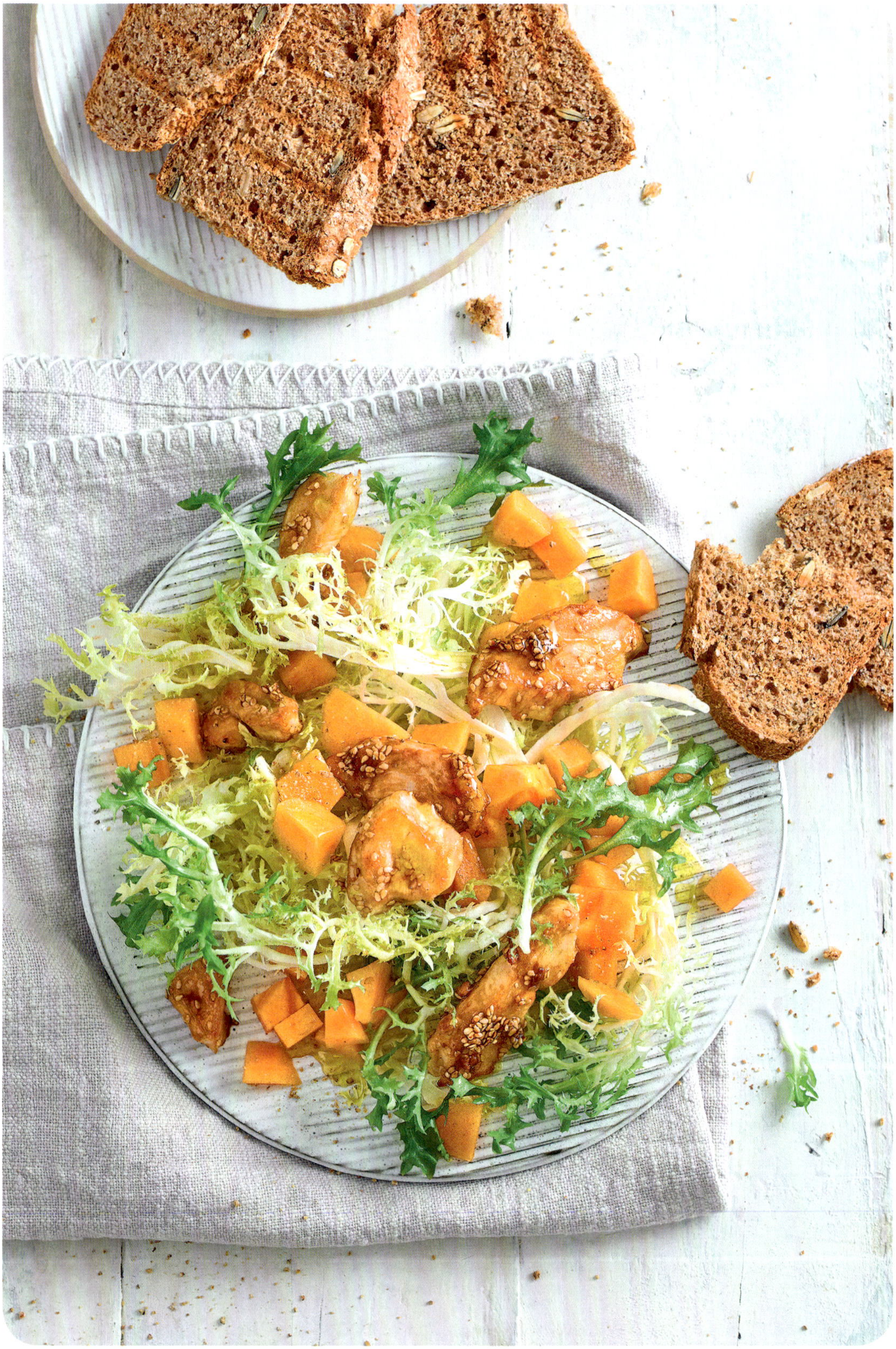

Frisée-Salat mit Hähnchenbrust und Kaki W3

Für 4 Portionen
20 Min.

1 Frisée-Salat • 1 Hähnchenbrust • Salz • Pfeffer • 5 EL Oliven- oder Rapsöl • 1 EL Honig oder Reissirup • 1 EL Sesam • 1 Kaki • 1 EL Apfelessig • 1/4 TL Salz • 1 Prise Pfeffer • 1/2 TL Rohrohrzucker

- Salat waschen und klein zupfen. Die Hähnchenbrust in Streifen schneiden, würzen und mit etwas Öl in einer Pfanne 7 Min. anbraten. Honig oder Sirup auf das Fleisch geben, mit Sesam bestreuen und alles 3 Min. karamellisieren lassen.

- Kaki schälen und klein würfeln. Den Salat in eine Schüssel geben, Fleisch und Kaki hinzufügen. Ein Dressing aus Essig, restlichem Öl, Gewürzen und Zucker anrühren und über den Salat gießen. Alles vermischen und auf Tellern verteilen.

Das passt dazu geröstetes Brot

Tipp Wem Frisée- oder Endiviensalat zu bitter ist, kann ihn zuerst mit heißem Wasser, dann mit kaltem Wasser abbrausen. So schmeckt er nicht mehr so bitter.

Schwäbischer Kartoffelsalat W2

Für 4 Portionen
40 Min.

1 kg festkochende Kartoffeln • 250 ml Gemüse- oder Rinderbrühe • 2 EL Apfelessig • 5 EL Rapsöl • 2 TL Senf (nach Verträglichkeit) • Salz • Pfeffer • 1 weiße Zwiebel • 1/2 Bund Schnittlauch

- Kartoffeln waschen und in einem Topf mit Wasser 25 Min. garen. Pellen, etwas abkühlen lassen und in 5 mm dünne Scheiben schneiden.

- Brühe erhitzen, mit Essig, 4 EL Öl, Senf (nach Verträglichkeit), Salz und Pfeffer verrühren und über die Kartoffeln gießen.

- Die Zwiebel fein würfeln und in einer Pfanne mit 1 EL Öl andünsten. Zum Salat geben und alles gut durchmischen. Den Schnittlauch waschen, in feine Röllchen schneiden und zum Salat geben. Auf Teller verteilen.

Tipp Super für unsere Darmbakterien, denn kalte Kartoffeln enthalten viel resistente Stärke.

« Frisée-Salat mit Hähnchenbrust und Kaki

Bittersalat mit Granatapfel W3

Für 4 Portionen
10 Min.

Für den Salat
1 Radicchio • je 1 roter und gelber Chicorée • 1 Bund Löwenzahn oder etwas Pflücksalat • ½ Granatapfel
Für das Dressing
1 EL Reissirup • 1 EL Apfelessig • 1 EL vegane Sahne • 2 EL Granatapfelsaft • 4 EL Rapsöl • Salz

- Salate waschen und klein pflücken. Aus dem Granatapfel die Kerne auslösen.

- In einer Schüssel die Zutaten für das Dressing verrühren. Restliche Zutaten untermischen und den Salat auf Teller verteilen.

Das passt dazu Baguette

Melonenbowl mit Mandeln und Apfelminze W3

Für 4 Portionen
10 Min.

Für die Bowl
½ Wassermelone ohne Kerne • ½ Cantaloupe-Melone • ½ Honigmelone • 2 Stängel Apfelminze • 3 EL Mandelblättchen
Für das Dressing
2 EL Honig • 1 EL Verjus oder Cranberry-Muttersaft

- Melone ggf. entkernen und mit einem Melonenausstecher kleine Kugeln daraus ausstechen.

- In einer Schüssel die Zutaten für das Dressing verrühren. Die Melonen dazugeben und alles vermengen.

- Apfelminze waschen, die Blättchen abzupfen und mit den Mandelblättchen zum Salat geben. Diesen auf Schalen verteilen.

» Melonenbowl mit Mandeln und Apfelminze

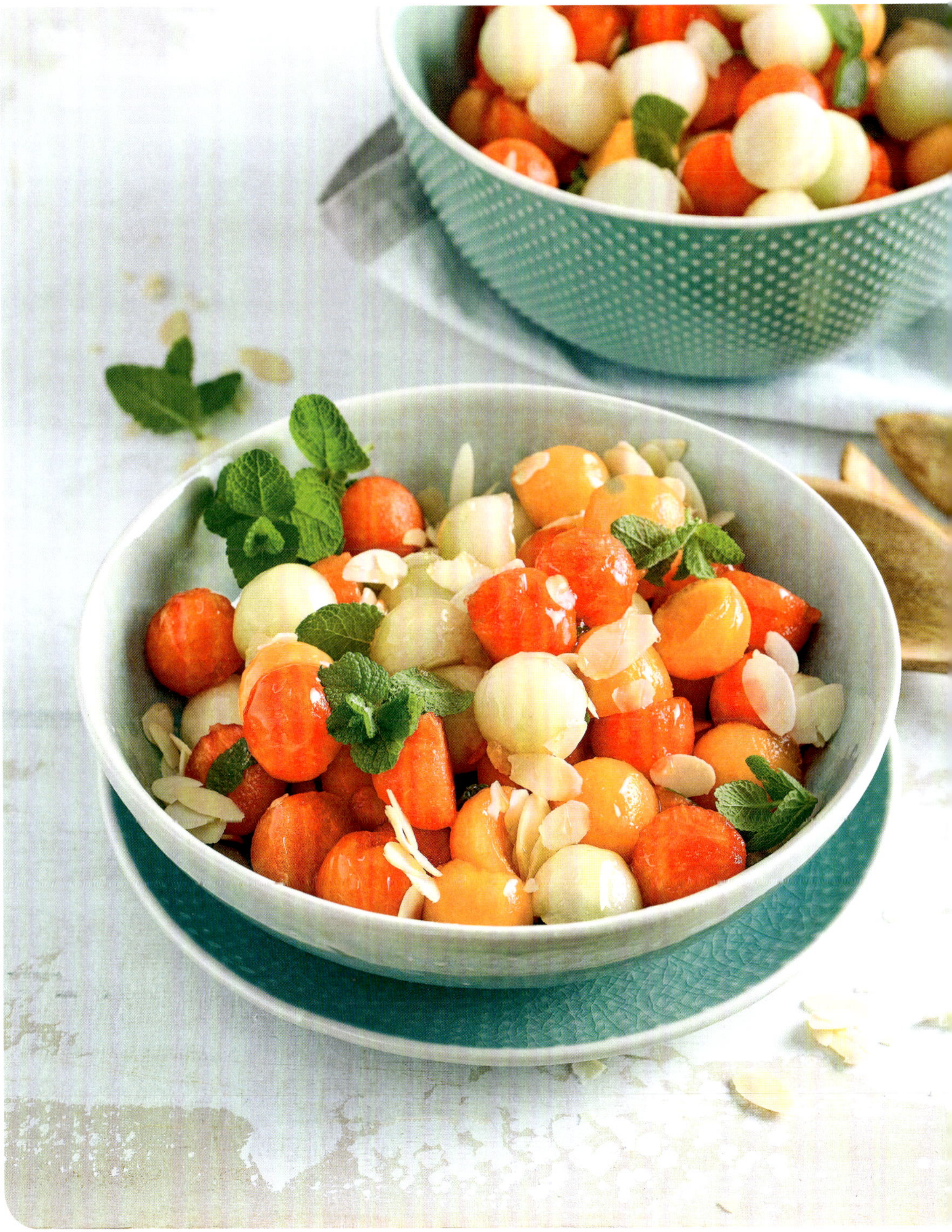

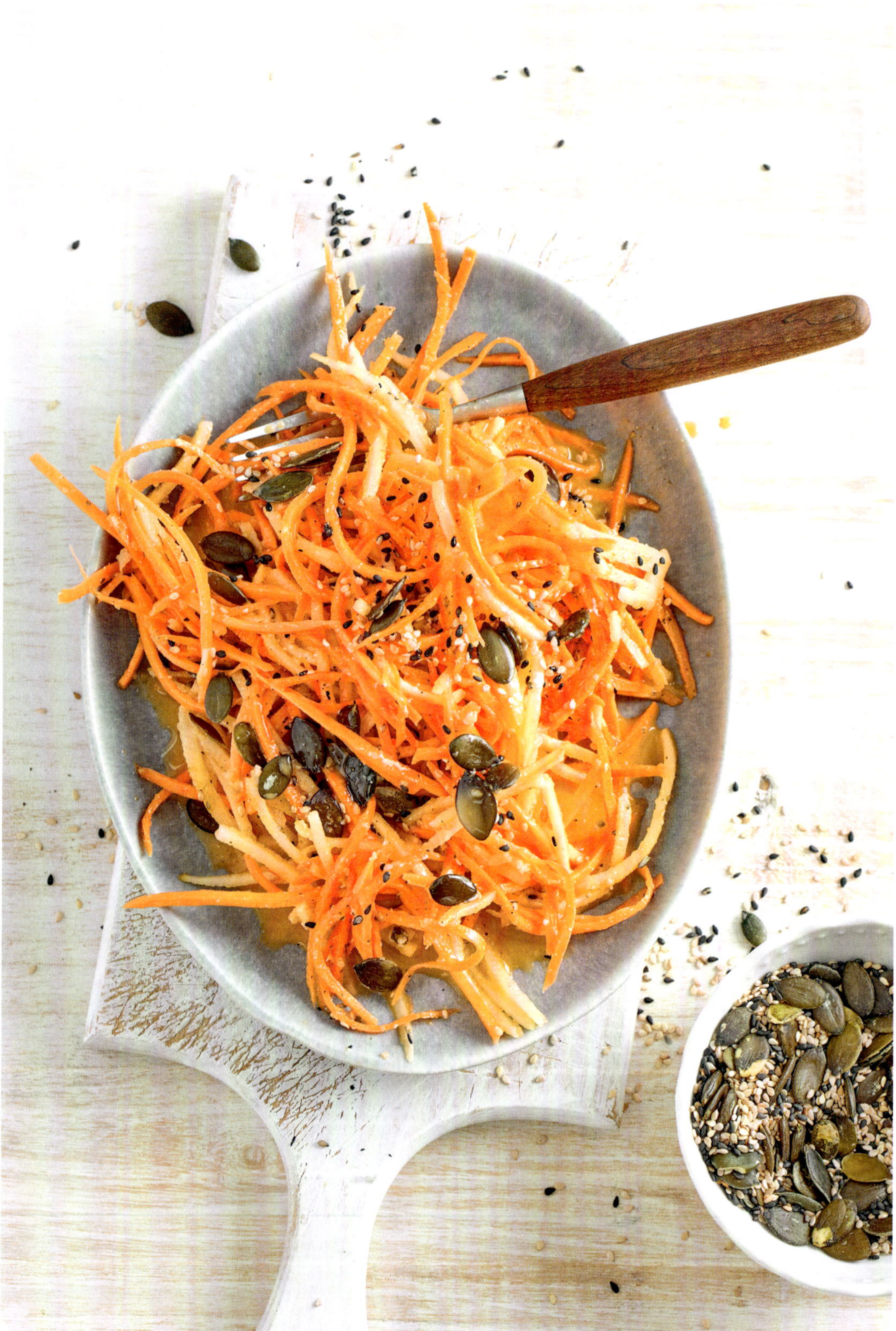

Apfel-Möhren-Salat mit Saaten W3

Für 4 Portionen

15 Min.

4 mittelgroße Möhren • 2 säuerliche Äpfel (z. B. Boskop oder Braeburn) • 1 TL Rohrohrzucker • 1 Prise Salz • 3 EL Kerne und Saaten (Kürbiskerne, heller und schwarzer Sesam und/oder Leinsamen) • 2 EL Olivenöl

- Die Möhren und Äpfel schälen und mit einem Julienne-Schneider in dünne Stifte schneiden (alternativ raspeln). Mit Zucker und Salz vermengen und gut durchkneten.

- Die Hälfte der Saaten im Mörser zu Mus verarbeiten. Dann das Olivenöl hinzufügen und alles gut verrühren. Zum Gemüse geben, alles vermengen und den Salat auf Schalen verteilen. Die übrigen Saaten darüberstreuen.

« Apfel-Möhren-Salat mit Saaten

Brokkolicremesuppe mit Schinkenwürfeln W2

Für 4 Portionen

30 Min.

500 g Brokkoli • 1 Schalotte oder 3 Frühlingszwiebeln (nur das Grün) • 2 Kartoffeln • 2 EL Oliven- oder Rapsöl • 500 ml Gemüsebrühe • 200 g gekochter Schinken • 200 g vegane Sahne • Pfeffer • Salz

- Brokkoli waschen und in Stücke teilen. Schalotte fein würfeln. Kartoffeln schälen und ebenfalls klein schneiden.

- Die Zwiebel in einem Topf in 1 EL Öl anschwitzen, das Gemüse hinzufügen, mit Gemüsebrühe ablöschen und alles 15 Min. köcheln lassen.

- Inzwischen Schinken würfeln und in einer Pfanne mit 1 EL Öl anbraten.

- Die Suppe mit dem Stabmixer pürieren, vegane Sahne unterrühren und alles mit Salz und Pfeffer abschmecken. Auf Teller verteilen und den Schinken darübergeben.

Tipp Sie können die Suppe ab Woche 1 genießen, wenn Sie den Schinken weglassen.

Selleriecremesuppe mit Süßkartoffelchips W2

Für 4 Portionen
35 Min.

800 g Knollensellerie • 1 halbe weiße Zwiebel • 40 g Butter • 2 TL Gemüsebrühpulver (Seite 78) • 200 g vegane Sahne • Salz • Süßkartoffelchips (selbst gemacht (Seite 111) oder gekauft)

- Sellerie schälen und in kleine Stücke schneiden. Zwiebel klein schneiden.
- Butter in einem Topf zerlassen und Sellerie darin kurz andünsten. Dann Zwiebel hinzugeben und mitgaren. 850 ml Wasser und Gemüsebrühpulver hinzugeben und die Suppe 25 Min. köcheln lassen.
- Anschließend mit dem Stabmixer pürieren, vegane Sahne unterrühren, alles mit Salz abschmecken und auf Teller verteilen. Ein paar Chips für den Crunch über die Suppe geben.

Kartoffel-Zucchini-Suppe mit Grissini W2

Für 4 Portionen
20 Min.

500 g Zucchini • 200 g Kartoffeln • Salz • 3 EL Olivenöl • 600 ml Gemüsebrühe • 4 Grissini • 40 g vegane Sahne oder 2 EL vegane Streichcreme • Pfeffer

- Zucchini waschen. Kartoffeln schälen und in Würfel schneiden. Von den Zucchini mit einem Spargelschäler 4 schöne Streifen abziehen, leicht salzen und beiseitelegen.
- Den Rest der Zucchini klein schneiden und mit den Kartoffeln in einen Topf in etwas Öl kurz anschwitzen. Mit der Brühe ablöschen und 15 Min. köcheln lassen.
- Inzwischen Zucchinischeiben in einer Pfanne in etwas Öl von beiden Seiten anbraten und anschließend um die Grissini wickeln.
- Sahne oder Creme unter die Suppe rühren. Diese mit dem Stabmixer pürieren, mit Salz und Pfeffer abschmecken und auf Teller verteilen. Mit den Grissini servieren.

Tipp Wenn Sie die Grissini weglassen, können Sie die Suppe ab Woche 1 genießen.

Möhrensaftsuppe mit lila Möhren W2

Für 4 Portionen
20 Min.

½ weiße Zwiebel • 1 Kartoffel • je 1 gelbe und lila Möhre • 2 EL Butter • 800 ml Möhrensaft • 1 TL Gemüsebrühpulver (Seite 78) • je 1 EL Dinkelmehl und Butter, gemischt (nach Bedarf)

- Zwiebel klein schneiden. Kartoffel und Möhren schälen und klein würfeln.
- Butter in einem Topf zerlassen, Zwiebel darin andünsten. Kartoffel und Möhren zu der Zwiebel geben und 5 Min. mitgaren. Mit Möhrensaft ablöschen, Brühpulver unterrühren und alles 10 Min. köcheln lassen.
- Die Suppe nach Bedarf mit etwas Mehlbutter abbinden und auf Teller verteilen.

Tipp Aus Gemüsesäften können auf die Schnelle sehr leckere Suppen zubereitet werden. Oder Sie verwenden Gemüse-Gläschen für Babys, verdünnen sie etwas und würzen die Suppe mit Gemüsebrühpulver und frischen Kräutern.

Blumenkohl-Kartoffel-Suppe Curry Style W3

Für 4 Portionen
35 Min.

500 g Blumenkohl • 300 g Kartoffeln • 3 EL Olivenöl • 300 ml Gemüsebrühe • 1 Limettenblatt • 1 Stange Zitronengras, angedrückt • 1 TL Currypulver • 40 g vegane Sahne oder 2 EL weißes Mandelmus • Salz • Pfeffer

- Blumenkohl waschen und in Stücke teilen. Kartoffeln schälen und in Würfel schneiden.
- Das Gemüse in einem Topf kurz in Öl anschwitzen und mit Gemüsebrühe ablöschen. Limettenblatt, Zitronengras und Currypulver hinzugeben und 15 Min. köcheln lassen.
- Limettenblatt und Zitronengras entfernen. Sahne hinzufügen und alles mit dem Stabmixer pürieren. Die Suppe mit Salz und Pfeffer abschmecken und auf tiefen Teller verteilen.

Variante Hier passt auch Kokosmilch als Sahneersatz hervorragend.

Klassische Hühnerbrühe W2

Für 4 Portionen
45 Min.

2 Möhren • 100 g Knollensellerie • 1 Petersilienwurzel • 1 Zwiebel • 1 Suppenhuhn • 1 EL Rapsöl • ½ TL Salz • 2 Pfefferkörner • 1 Lorbeerblatt • 1 TL Gemüsebrühpulver (Seite 78)

- Gemüse waschen und in Stücke schneiden. Zwiebel mit Schale halbieren. Suppenhuhn waschen.

- Zwiebel in einem Schnellkochtopf im Öl anrösten. Huhn und Gemüse hinzufügen und mit 1 l Wasser ablöschen. Die Gewürze dazugeben und alles mind. 30 Min. garen.

- Das Huhn herausnehmen und die Brühe durch ein Sieb in einen Topf abseihen. Das Fleisch von der Karkasse lösen und zusammen mit ein paar der gekochten Gemüsestücke wieder zur Brühe geben. Diese auf Teller verteilen.

Variante Auch ein Stück Ingwer passt sehr gut in die Brühe.

Tipp Wenn Sie das Fleisch nicht mitessen, können Sie die Brühe schon ab Woche 1 genießen.

Rinderknochen-Brühe W2

Ergibt 2 l
50 Min.

100 g Knollensellerie • 1 Petersilienwurzel • 3 Möhren • 1 Zwiebel • 500 g Rinderknochen • 400 g Rindfleisch (»Suppenfleisch«) • 1 EL Oliven- oder Rapsöl • 1 TL Salz • 5 Pfefferkörner • 3 Wacholderbeeren, zerdrückt • 1 Lorbeerblatt • 1 TL Gemüsebrühpulver (Seite 78) • etwas geriebener Meerrettich (nach Verträglichkeit)

- Gemüse schälen und in Stücke schneiden. Zwiebel mit Schale halbieren. Knochen und Fleisch waschen. Die Rinderknochen mit kochendem Wasser kurz überbrühen und den Schaum abspülen.

- In einem Schnellkochtopf die Zwiebel im Öl anrösten. Rindfleisch dazugeben und von allen Seiten scharf anbraten. Rinderknochen, Gemüse und Gewürze hinzufügen und mit 2 l Wasser ablöschen. Alles mind. 30 Min. garen.

- Das Fleisch herausnehmen und die Brühe durch ein feines Sieb in einen Topf abseihen. die Brühe auf Teller verteilen. Das Rindfleisch in Scheiben schneiden und nach Verträglichkeit mit etwas Meerrettich genießen.

Tipp In Woche 1 sollte nur die Brühe gegessen werden, das Suppenfleisch erst ab Woche 2.

» Rinderknochen-Brühe

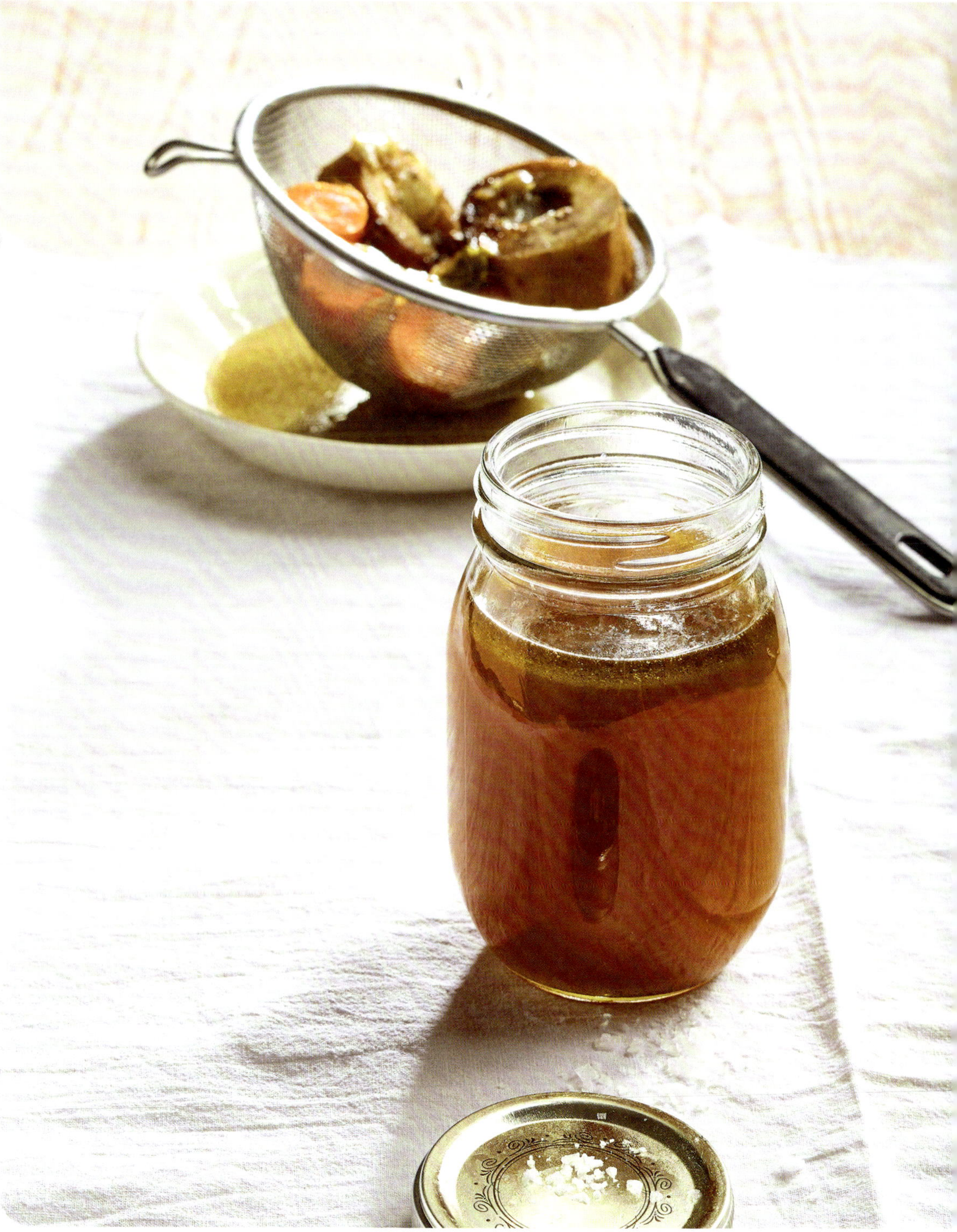

ZUM SATTESSEN

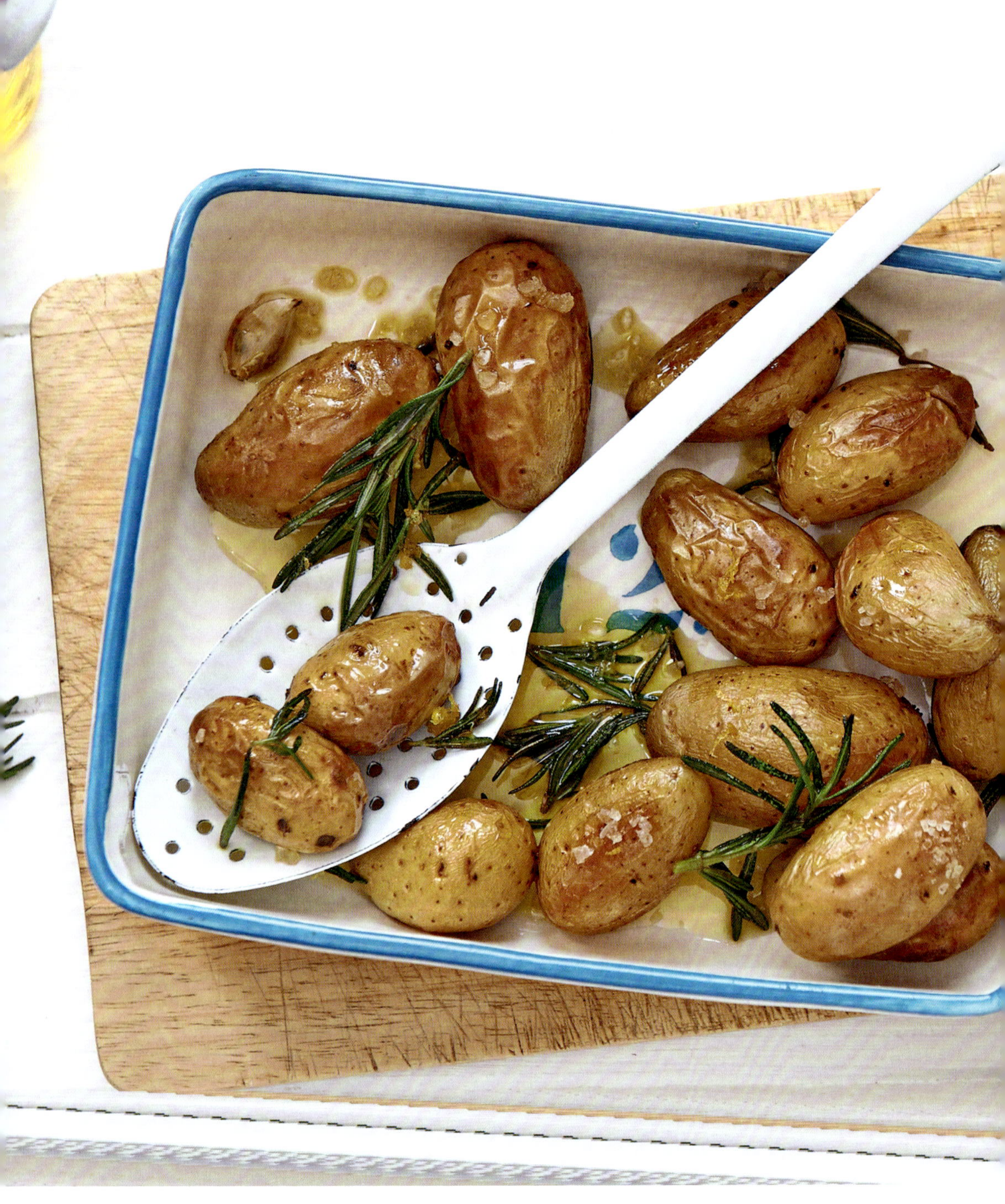

Ofenkartoffeln mit Rosmarin W1

Für 4 Portionen
50 Min.

500 g festkochende Kartoffeln (Annabelle, Rosara oder Allians) • 4 EL Oliven- oder Rapsöl • 1 TL Meersalz • 1 Prise Pfeffer • 1 Knoblauchzehe • 3 Zweige Rosmarin

- Den Backofen auf 180 Grad Ober-/Unterhitze vorheizen.

- Kartoffeln waschen, je nach Größe halbieren oder ganz lassen, in eine Auflaufform geben. Mit Öl, Salz und Pfeffer marinieren. Knoblauchzehe halbieren, Rosmarin grob zerzupfen und beides hinzugeben. Die Kartoffeln im Ofen ca. 45 Min. backen. Direkt servieren.

Das passt dazu veganer Dip, verträglicher Kürbisketchup und Grillgut

Kartoffelpüree W1

Für 4 Portionen
35 Min.

800 g mehligkochende Kartoffeln • Salz • 100 ml Pflanzendrink (nach Geschmack) • 1 EL Butter

- Kartoffeln in Salzwasser 25 Min. garen. Abkühlen lassen, pellen und in einem Topf zerstampfen (nicht pürieren, da sie sonst klebrig werden).

- Pflanzendrink, etwas Salz und Butter hinzugeben und bei kleiner Hitze kurz durchrühren. Direkt servieren.

Variante Das Püree kann mit anderem Gemüse gemischt werden. Dafür einfach einen Teil der Kartoffeln austauschen. Sehr lecker schmecken Brokkoli-Kartoffel-Mandel-Püree, Kartoffel-Püree mit Lauchstreifen und Pinienkernen, Kartoffel-Kürbis-Püree, Süßkartoffel-Püree mit Kurkuma oder Selleriepüree mit Hanfsamen und Hanföl.

Kürbis-Ratatouille W2

Für 4 Portionen
20 Min.

750 g Kürbis (Hokkaido oder Butternuss) • 3 grüne Paprikaschoten • 1–2 kleine Zucchini • 1 kleine weiße Zwiebel oder Frühlingszwiebel (nur das Grün) • ½ Bund Basilikum • 2 Zweige Thymian • 3 EL Olivenöl • Salz • Pfeffer • 1 EL vegane Streichcreme oder veganer Frischkäse

- Das Gemüse waschen. Kürbis und Paprika würfeln, Zucchini in Scheiben schneiden. Zwiebel fein würfeln. Kräuter waschen und Nadeln bzw. Blätter hacken.

- Zwiebel und Gemüse in einer Pfanne im Öl anbraten, Kräuter dazugeben und alles mit aufgelegtem Deckel 10 Min. dünsten. Anschließend würzen und Streichcreme oder Frischkäse unterrühren. Auf Teller verteilen und servieren.

Das passt dazu kurz gebratenes Fleisch, Ofenkartoffeln

Blitznudeln mit Brokkoli und Putenbrust W2

Für 4 Portionen

15 Min.

1 Brokkoli • Salz • 400 g kleine Nudeln • 200 g gekochte Putenbrust • 1 EL Butter • 100 g veganer Frischkäse • Pfeffer

- Brokkoli waschen, in Röschen teilen und 10 Min. in Salzwasser garen. Inzwischen Nudeln nach Packungsangabe in Salzwasser kochen.
- Putenbrust klein schneiden und in einem Topf in Butter von allen Seiten anbraten.
- Nudeln abgießen, dabei 100 ml Kochwasser auffangen. Dieses zur Putenbrust geben, Frischkäse einrühren und alles mit Salz und Pfeffer abschmecken. Zuletzt den Brokkoli zur Sauce geben. Nudeln auf Teller verteilen und die Sauce darübergeben.

Selbst gemachte Tagliatelle mit Pesto W3

Für 4 Portionen

20 Min. + 1 Std. Ruhezeit

300 g Dinkelmehl Type 630 • 1 Ei • 7 Eigelb • 1 TL Salz • 1 Glas Kräuter-Pesto (Seite 85)

- Alle Zutaten, bis auf das Pesto, zu einem Teig verkneten und 1 Std. ruhen lassen.
- Anschließend auf der bemehlten Arbeitsfläche dünn ausrollen und entweder mit einer Nudelmaschine weiterverarbeiten oder mit dem Messer in Streifen schneiden.
- Salzwasser in einem Topf zum Kochen bringen und die Nudeln darin garen, bis sie an der Oberfläche schwimmen. Gut abtropfen lassen, mit Pesto mischen und auf Teller verteilen.

Tipp Der Teig kann mit Rote-Bete-Püree, zerkleinertem Basilikum, Kurkuma oder Muttersäften gefärbt werden.

Kürbis-Gnocchi W1

Für 4 Portionen
45 Min.

- 250 g mehligkochende Kartoffeln
- Salz
- 250 g Hokkaido-Kürbis
- 100 g Dinkelmehl Type 630
- 1 Eigelb
- 5 EL Butter
- Paprikapulver (nach Geschmack)
- 1 Stängel Salbei

- Kartoffeln mit Schale in Salzwasser 25 Min. garen.

- Inzwischen Kürbis waschen, in Würfel schneiden und in einem weiteren Topf mit etwas Wasser 15 Min. garen. Dann abgießen. Die Kartoffeln noch heiß pellen und kurz ausdampfen lassen.

- Das Gemüse durch eine Kartoffelpresse in eine Schüssel drücken und noch warm mit restlichen Zutaten, bis auf Salbei, und 1 TL Salz vermengen. Den Teig auf der bemehlten Arbeitsfläche zu 2 Rollen formen und in 2 cm dicke Scheiben schneiden.

- Salzwasser in einem Topf zum Kochen bringen und die Gnocchi darin garen, bis sie an der Oberfläche schwimmen.

- In einer Pfanne 2 EL Butter zerlassen und darin die Gnocchi mit den abgezupften Salbeiblättern kurz schwenken. Anschließend alles auf Teller verteilen und servieren.

Variante Selbstverständlich können die Gnocchi auch nur aus Kartoffeln zubereitet werden, dann insgesamt 500 g verwenden. Oder Sie verwenden statt Hokkaido-Butternuss-Kürbis.

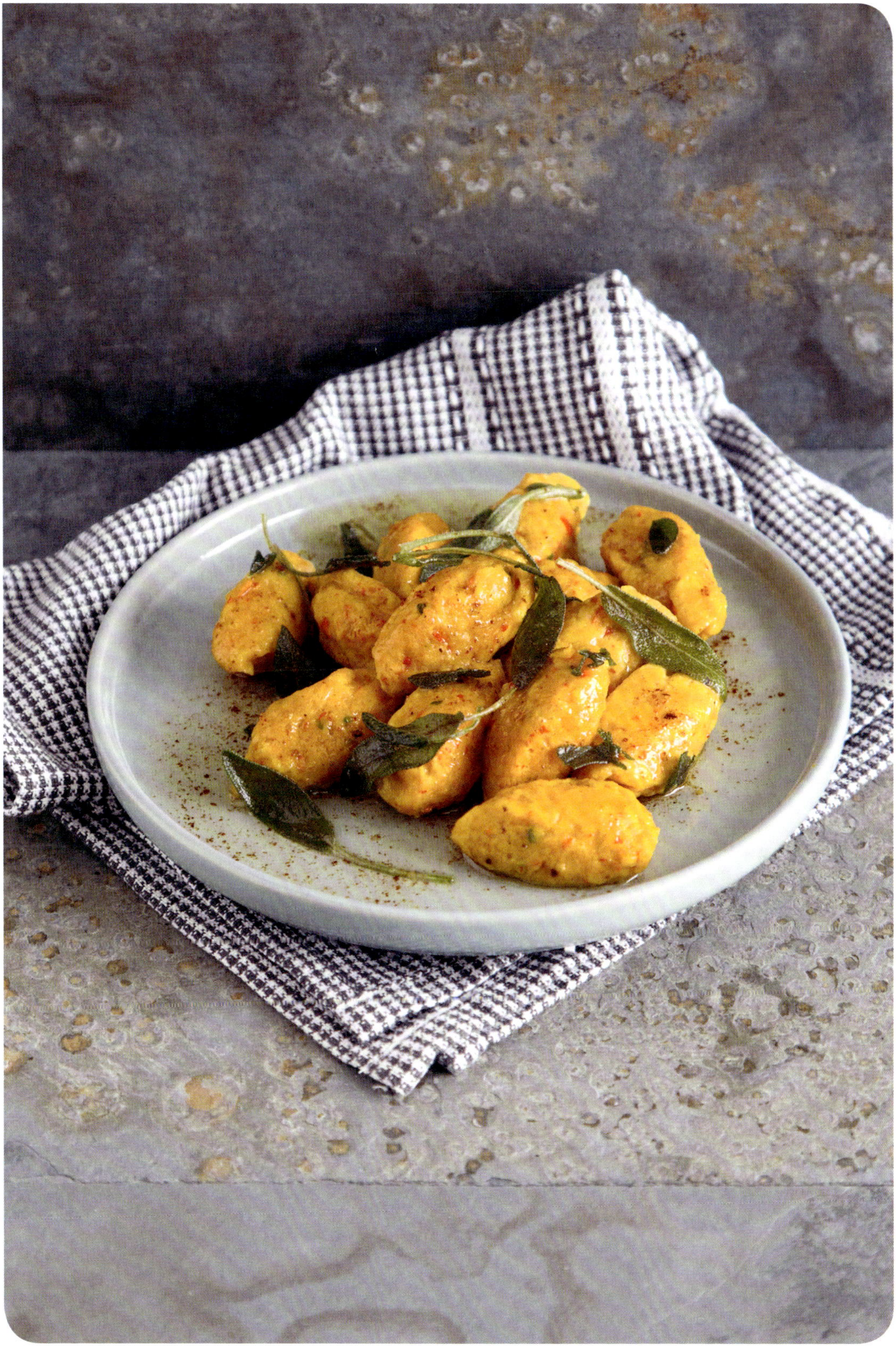

Gnocchi mit Spargel und Zitronenthymian W2

Für 4 Portionen
1 Std.

Für die Gnocchi
- 500 g mehligkochende Kartoffeln
- 100 g Dinkelmehl Type 630
- 1 Eigelb
- 1 TL Salz
- 3 EL Butter
- 2 EL Butterschmalz zum Anbraten (optional)

Für die Sauce
- 400 g weißer oder grüner Spargel
- 2 EL Butterschmalz
- 100 ml Gemüsebrühe
- 200 g vegane Sahne oder vegane Streichcreme
- Salz
- 4 Zweige Zitronenthymian
- 1 EL Dinkelmehl Type 630 (optional)

- Für die Gnocchi Kartoffeln mit Schale in Wasser 25 Min. garen. Noch heiß pellen und kurz ausdampfen lassen. Durch eine Kartoffelpresse in eine Schüssel drücken und noch warm mit restlichen Zutaten, bis auf Butterschmalz, vermengen. Den Teig auf der bemehlten Arbeitsfläche zu 2 Rollen formen und in 2 cm dicke Scheiben schneiden. Mit der Gabel ein Muster eindrücken.

- Salzwasser in einem Topf zum Kochen bringen und die Gnocchi darin garen, bis sie an der Oberfläche schwimmen.

- Inzwischen für die Sauce Spargel waschen, schälen und in 3 cm lange Stücke schneiden. In einer Pfanne in 2 EL Butterschmalz 5 Min. anbraten. Mit Brühe ablöschen und 5 Min. ziehen lassen. Mit veganer Sahne aufgießen oder Streichcreme unterrühren, alles salzen, Thymian hinzufügen und die Sauce evtl. mit Mehl andicken.

- Wer möchte, kann die Gnocchi nun in einer Pfanne in Butterschmalz rundum 5 Min. anbraten. Dann auf Teller verteilen und die Sauce darübergeben.

Wildschweinrücken mit Cranberrys W4

Für 4 Portionen
45 Min.

- 500 g Wildschweinrücken
- Pfeffer
- Salz
- 3 Möhren
- 100 g Knollensellerie
- 1 weiße Zwiebel
- 3 EL Oliven- oder Rapsöl
- 2 EL Reissirup
- 300 ml histaminarmer Rotwein oder Wasser
- 1 Handvoll Cranberrys
- 3 geh. TL Hagebuttenkonfitüre
- 1½ TL Gemüsebrühpulver (Seite 78)
- 1 Lorbeerblatt
- 5 Wacholderbeeren
- 150 g vegane Sahne
- je 1 EL Dinkelmehl und Butter, gemischt (nach Bedarf)

● Fleisch waschen und grob würfeln. Mit Pfeffer und Salz würzen. Gemüse schälen und in kleine Würfel schneiden. Zwiebel fein würfeln.

● Das Fleisch in einem Schnellkochtopf im Öl anbraten, mit Reissirup marinieren und karamellisieren lassen. Zwiebel dazugeben und anbraten. Alles mit Rotwein oder Wasser ablöschen. Die restlichen Zutaten, bis auf vegane Sahne, hinzugeben und alles bei verschlossenem Topf 30 Min. garen.

● Den Deckel abnehmen, Fleisch herausnehmen und beiseitelegen. Garflüssigkeit und Gemüse durch eine Flotte Lotte passieren. Sahne unter die Sauce rühren und, falls nötig, mit Mehlbutter andicken. Das Fleisch hineingeben und ggf. nochmals kurz erwärmen, dann auf Teller verteilen.

Das passt dazu Serviettenknödel, Spätzle, Salzkartoffeln oder Rösti

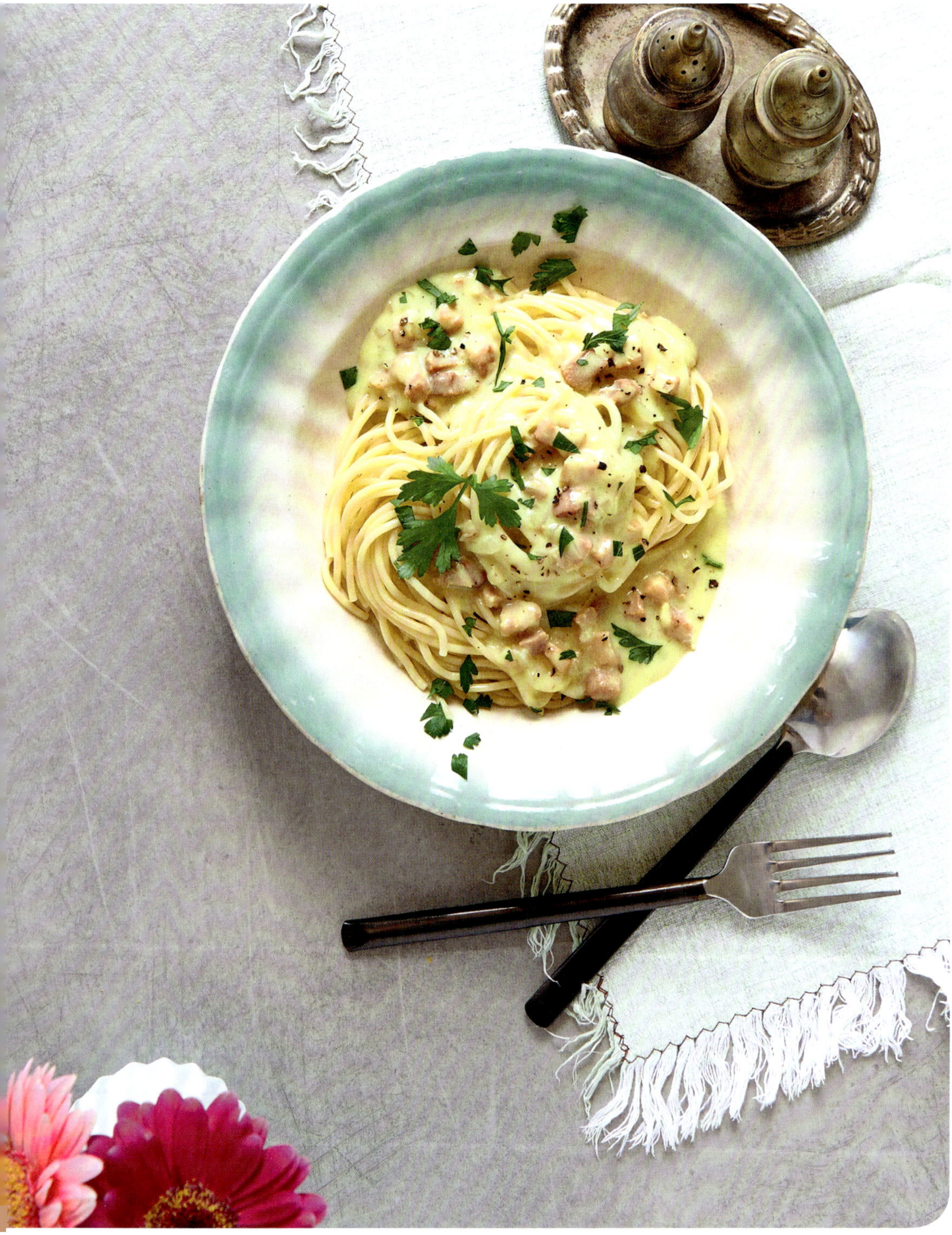

Spaghetti Carbonara W3

Für 4 Portionen

15 Min.

500 g Dinkel-Spaghetti • Salz • 200 g gekochter Schinken • 3 EL Olivenöl • 200 ml Pflanzendrink oder vegane Sahne • 50 g Mandelmus • Pfeffer • 2 Eier (ganz frisch) • 3 Stängel Petersilie • 2 EL gehackte Mandeln, geschälte Hanfsamen oder veganer Parmesan

- Spaghetti nach Packungsangabe in Salzwasser kochen. Inzwischen Schinken würfeln und in einer Pfanne im Öl anbraten. Mit Pflanzendrink oder Sahne ablöschen und Mandelmus hineinrühren. Die Sauce mit Pfeffer und Salz würzen. Vom Herd nehmen und Eier gut unterrühren.

- Petersilie waschen und die Blätter grob hacken. Nudeln abgießen und mit der Sauce vermengen. Auf Teller verteilen und mit Petersilie bestreuen. Mit Mandeln, Hanfsamen oder veganem Parmesan zum Bestreuen am Tisch servieren.

Hackbällchen mit zweierlei Ofenkartoffeln W2

Für 4 Portionen

1 Std.

6 festkochende Kartoffeln • 2 Süßkartoffeln • Pfeffer • Salz • 1 TL Kräuter der Provence • 3 EL Oliven- oder Rapsöl, plus 1 EL zum Anbraten • 3 Scheiben Dinkel-Toastbrot • 1 Ei • etwas Pflanzendrink • 500 g gemischtes Hackfleisch (ganz frisch)

- Den Backofen auf 180 Grad Ober-/Unterhitze vorheizen. Kartoffeln und Süßkartoffeln schälen, in Spalten schneiden. Kartoffeln mit Pfeffer, Salz, Kräutern und Öl marinieren und auf ein Backblech legen. Ebenso mit den Süßkartoffeln verfahren und diese auf ein zweites Blech legen. Kartoffeln im Ofen 45 Min. backen, Süßkartoffeln nach 25 Min. dazuschieben.

- Toastbrot würfeln, Ei hinzugeben und so viel Pflanzenmilch, dass ein weicher Brei entsteht. Hackfleisch mit Pfeffer und Salz würzen und mit dem Brei vermengen. Aus der Masse kleine Bällchen formen und diese in einer Pfanne in 1 EL Öl von allen Seiten 15–20 Min. braten.

- Kartoffeln, Süßkartoffeln und Hackbällchen auf Teller verteilen und mit einem Dip nach Wahl servieren.

« Spaghetti Carbonara

Wirsingküchle W2

Für 4 Portionen

45 Min.

300 g mehligkochende Kartoffeln • 500 g Wirsing • Salz • 1 weiße Zwiebel • 120 g gekochter Schinken • 5 EL Oliven- oder Rapsöl • Pfeffer • 1 Ei

- Kartoffeln mit Schale in Wasser 25 Min. kochen.

- Wirsing von Strunk und Rippen befreien, waschen, die Blätter in Streifen schneiden und 4 Min. in Salzwasser blanchieren. Inzwischen Zwiebel und Schinken würfeln und in einer Pfanne in 1 EL Öl 4 Min. anbraten. Wirsing hinzugeben und weitere 4 Min. braten. Alles mit Salz und Pfeffer würzen.

- Kartoffeln pellen, durch eine Kartoffelpresse drücken und mit Ei und Wirsing vermischen. Etwas Öl in einer Pfanne erhitzen. Aus dem Teig Küchle formen und diese in der Pfanne von jeder Seite 3 Min. anbraten.

Variante Die Küchle können auch mit Mangold oder Grünkohl zubereitet werden.

Penne mit Kürbis-Paprika-Sauce W2

Für 5 Portionen

20 Min.

500 g Dinkel-Penne • Salz • ½ Hokkaido-Kürbis • 1 rote Paprikaschote • 1 weiße Zwiebel • 3 EL Olivenöl • Pfeffer • 1–2 EL vegane Sahne

- Penne nach Packungsanleitung in Salzwasser garen.

- Inzwischen Kürbis schälen und würfeln. Paprika waschen und auch würfeln. Zwiebel klein schneiden und in einer Pfanne im Öl anbraten. Gemüse hinzugeben, mit 2 EL Wasser ablöschen und bei aufgelegtem Deckel 15 Min. dünsten. Bei Bedarf etwas vom Nudelwasser hinzugeben.

- Die Sauce mit Salz und Pfeffer abschmecken und vegane Sahne unterrühren. Mit den Nudeln vermischen und auf Teller verteilen.

Das passt dazu veganer Parmesan zum Bestreuen (ab Woche 3)

Blumenkohl-Kürbis-Curry mit Sesamhähnchen W4

Für 4 Portionen
40 Min.

- ½ Blumenkohl
- ½ Butternuss-Kürbis
- 3 Frühlingszwiebeln
- 4 EL Oliven- oder Rapsöl
- 1 Kaffir-Limettenblatt
- 1 Stange Zitronengras
- 1 Tasse Reis
- Salz
- 400 g Hähnchenbrust
- 1 EL Reissirup
- 1 TL Sesam
- Pfeffer
- 200 ml Kokosmilch
- 1 TL Currypulver

- Blumenkohl waschen und in Röschen teilen. Kürbis schälen und in Würfel schneiden. Frühlingszwiebeln waschen und in Ringe schneiden.

- In einer Pfanne oder einem Wok 2 EL Öl erhitzen, Frühlingszwiebeln und Gemüse darin 5 Min. anbraten. Dann etwas Wasser angießen, Limettenblatt und Zitronengras hinzugeben und alles bei kleiner Hitze mit aufgelegtem Deckel weitere 5 Min. dünsten.

- Inzwischen Reis waschen und mit der doppelten Menge Salzwasser nach Packungsanleitung garen.

- Hähnchenbrust waschen, in Streifen schneiden und in einer weiteren Pfanne in 2 EL Öl 10 Min. braten. Dann mit Reissirup und Sesam karamellisieren und mit Salz und Pfeffer würzen.

- Das Wokgemüse mit Kokosmilch aufgießen und mit Curry würzen. Gut umrühren und das Fleisch hinzugeben. Auf Teller verteilen und mit Reis servieren.

Putengeschnetzeltes mit »Rahm«-Sauce W2

Für 4 Portionen
15 Min.

4 Frühlingszwiebeln (nur das Grün) • 500 g Putenfleisch • Pfeffer • Salz • 2 EL Öl • 1 EL Reissirup • 100 ml Pflanzendrink (nach Geschmack) • 200 g vegane Sahne • 1 TL Gemüsebrühpulver (Seite 78)

- Frühlingszwiebelgrün waschen und in Röllchen schneiden. Putenfleisch waschen, schnetzeln, würzen und in einer Pfanne in etwas Öl rundum anbraten.

- Reissirup hinzugeben und karamellisieren lassen. Frühlingszwiebeln hinzugeben und alles mit Pflanzendrink ablöschen. Gemüsebrühpulver und Sahne einrühren, kurz erwärmen und evtl. noch abschmecken.

- Das Geschnetzelte auf Teller verteilen und servieren.

Das passt dazu Reis, Bandnudeln, Schupfnudeln oder Spätzle

Eine Art Frankfurter Grüne Soße W2

Für 4 Portionen
10 Min.

2 Bund gemischte Kräuter (Kerbel, Estragon, Basilikum, Petersilie und Schnittlauch) • 1 Pck. vegane Streichcreme (Hafer- oder Mandelbasis) • 1 EL Pflanzendrink (nach Geschmack) • Salz • Pfeffer • 1 Ei, hart gekocht

- Kräuter waschen und Blätter fein hacken. In einer Schüssel mit Streichcreme und Pflanzendrink vermischen, salzen und pfeffern. Ei pellen, durch ein Sieb passieren und untermischen.

Das passt dazu Nudeln, gekochte Kartoffeln, hart gekochte Eier, Brot

» Eine Art Frankfurter Grüne Soße

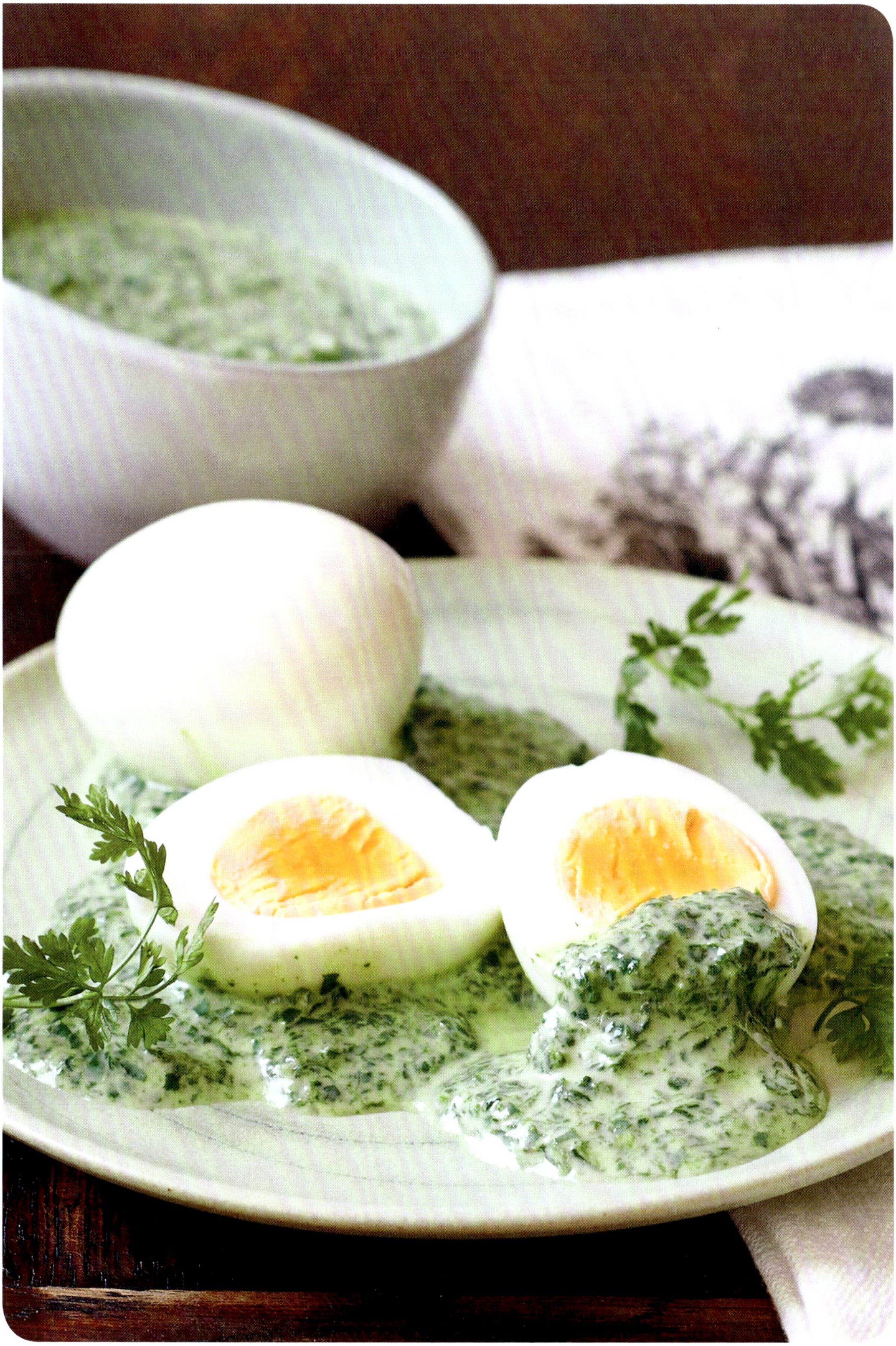

Rindergulasch W3

Für 4 Portionen
45 Min.

- 1 weiße Zwiebel
- 3 bunte Paprikaschoten
- 100 g Knollensellerie
- 3 Möhren
- 600 g Rindfleisch
- 3 EL Oliven- oder Rapsöl
- 2 EL Reissirup
- Salz
- Pfeffer
- 1 TL Paprikapulver
- 2 EL Paprikamark oder Ajvar
- 300 ml Gemüsebrühe
- 1 Lorbeerblatt
- 1 EL Dinkelmehl Type 630
- 100 g vegane Sahne (optional)

Zwiebel in Würfel schneiden. Gemüse waschen, ggf. schälen und ebenfalls in Würfel schneiden.

Das Rindfleisch in Würfel schneiden und im Schnellkochtopf im Öl anbraten. Zwiebel hinzufügen und anschwitzen. Sirup hinzugeben und karamellisieren lassen. Mit Salz, Pfeffer und Paprikapulver würzen. Paprikamark oder Ajvar hinzufügen und anrösten. Alles mit Gemüsebrühe ablöschen und gut umrühren, um den Bratenansatz am Topfboden zu lösen. Das Gemüse und das Lorbeerblatt hinzugeben und alles bei geschlossenem Topf 30 Min. garen.

Anschließend die Sauce mit etwas Mehl binden. Nach Wunsch noch mit veganer Sahne verfeinern und mit Salz und Pfeffer abschmecken. Auf Teller verteilen und servieren.

Das passt dazu Spätzle, Knödel, Reis oder Kartoffeln

Variante Als vegetarische Variante kann ein Kartoffelgulasch zubereitet werden. Dann das Fleisch durch 600 g festkochende Kartoffeln ersetzen und die Kochzeit auf 15 Min. verringern.

One-Pot-Paprika-Hähnchen aus dem Ofen W2

Für 4 Portionen
15 Min. + 40 Min. Backzeit

- 2 EL Olivenöl
- ½ TL Meersalz
- 1 Prise Pfeffer
- ½ TL Paprikapulver edelsüß
- je 2 Zweige Thymian und Rosmarin
- 1 EL Butter
- 4 Hähnchenschenkel
- 4 Kartoffeln
- je 1 rote, gelbe und grüne Paprikaschote
- 1 Knoblauchzehe
- 200 ml Gemüsebrühe
- Salz

● Aus Öl und Gewürzen eine Marinade herstellen. Kräuter waschen, klein schneiden und zur Marinade geben. Den Backofen auf 180 Grad Ober-/Unterhitze vorheizen. Eine Auflaufform buttern.

● Hähnchenschenkel waschen, trocken tupfen und marinieren. Kartoffeln schälen, vierteln und in die Auflaufform geben. Paprika waschen und in mundgerechte Stücke schneiden. Dann zu den Kartoffeln geben und das Fleisch daraufsetzen. Knoblauch hinzufügen.

● Brühe angießen und alles zusammen im Ofen 40 Min. backen. Knoblauch entfernen, alles mit Salz und Pfeffer abschmecken. Das Fleisch auf Teller verteilen und das Gemüse dazugeben.

Tipp Dies ist ein perfektes Essen für Gäste, da es sich gut vorbereiten lässt.

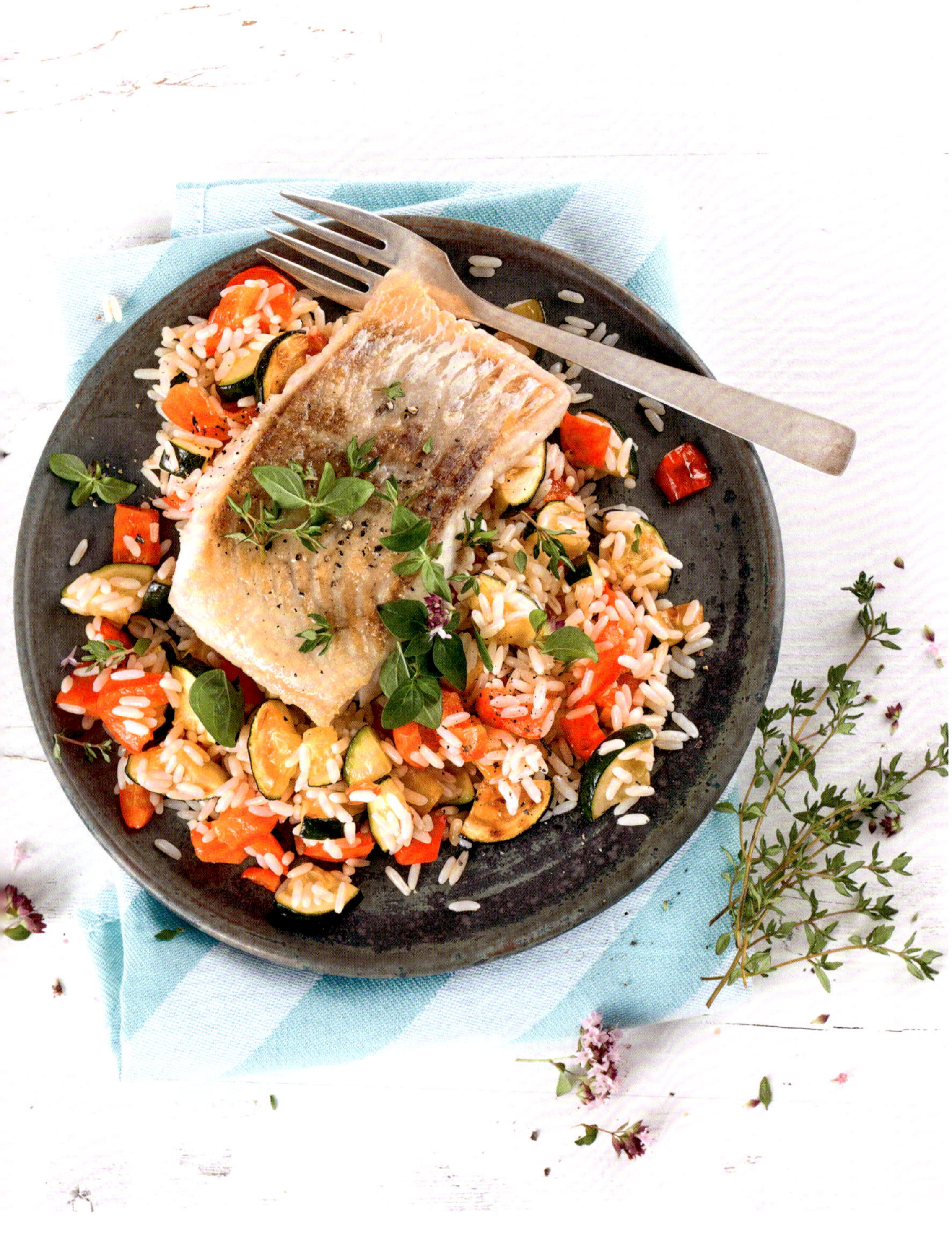

Seelachs mit mediterranem Gemüsereis W2

Für 4 Portionen

20 Min.

250 g Reis • Salz • 500 g Gemüse (nach Geschmack; z. B. Möhren, Kürbis, Sellerie, Paprikaschoten und/oder Zucchini) • 4 EL Oliven- oder Rapsöl • 4 Seelachsfilets (à 100–150 g; alternativ Scholle, Wolfsbarsch, Seehecht) • 3 EL Dinkelmehl Type 630 • 1 TL Gemüsebrühpulver (Seite 78) • 1 TL frische Kräuter der Provence (optional)

- Reis nach Packungsanleitung in Salzwasser kochen.
- Inzwischen Gemüse waschen, ggf. schälen und klein schneiden. Anschließend in einer Pfanne in 2 EL Öl 10 Min. anbraten.
- Inzwischen Fisch waschen, trocken tupfen, salzen, von beiden Seiten mit etwas Mehl bestäuben und in einer Pfanne in 2 EL Öl rundum 6–8 Min. anbraten.
- Reis zum Gemüse geben, Gemüsebrühpulver hinzugeben und umrühren. Falls der Gemüsereis zu trocken erscheint, noch etwas Wasser angießen.
- Den Gemüsereis auf Teller verteilen, je 1 Fischfilet daraufsetzen, nach Belieben mit Kräutern der Provence garnieren und servieren.

« Seelachs mit mediterranem Gemüsereis

Schlemmerfilet im Kräuter-Knusper-Mantel W2

Für 4 Portionen

10 Min. + 20–25 Min. Backzeit

4 Seelachsfilets (à 100 g; ganz frisch oder TK) • 3 EL Butter • 2 Scheiben altbackenes Dinkel-Toastbrot • 2 TL Kräuter der Provence • 1 Ei • Pfeffer • Salz

- Den Backofen auf 180 Grad Ober-/Unterhitze vorheizen. Filets waschen, trocken tupfen und in eine mit 1 EL Butter gefettete Auflaufform geben.
- Toast in der Küchenmaschine fein mahlen und in einer Schüssel mit restlichen Zutaten vermischen. Die Mischung auf den Filets verteilen und diese im Ofen 20–25 Min. backen. Auf Teller geben und servieren.

Das passt dazu Püree oder Reis

Vanillekürbis mit Honig W1

Für 4 Portionen

10 Min. + 20 Min. Backzeit

1 Hokkaido-Kürbis • Mark von 1 Vanilleschote • 2 EL Honig • 2 EL Olivenöl • ½ TL Meersalz

- Den Backofen auf 180 Grad Ober- und Unterhitze vorheizen. Kürbis waschen und in Spalten schneiden.

- Vanillemark mit Honig, Olivenöl und Salz vermengen. Kürbisspalten auf ein Backblech legen und mit der Marinade bepinseln. Anschließend im Ofen 20 Min. backen und nach der Hälfte der Zeit einmal wenden. Auf Teller verteilen und servieren.

Variante Auch Süßkartoffeln können so mariniert und zubereitet werden.

Glasierte Möhren W1

Für 4 Portionen

15 Min.

500 g Möhren (auch bunte sind geeignet) • 2 EL Rapsöl • 1 Prise Meersalz oder ½ TL Gemüsebrühpulver (Seite 78) • 2 EL vegane Sahne (optional)

- Möhren waschen und fein hobeln. In einem Topf im Öl kurz anschwitzen. Mit so viel Wasser aufgießen, dass die Möhren bedeckt sind, und 10 Min. dünsten.

- Möhren würzen und nach Belieben vegane Sahne unterrühren.

Das passt dazu Reis, Kartoffeln oder Fleisch- und Fischgerichte

Tipp Als ganz einfaches Gericht auch bei Durchfallerkrankungen geeignet und perfekt für Woche 1.

Rosenkohl mit Granatapfel und Pistazien W3

Für 4 Portionen

20 Min.

500 g Rosenkohl • 2 EL Butter oder Butterschmalz • 1 Granatapfel • Salz • Pfeffer • 2 EL gehackte Pistazien

- Rosenkohl waschen, putzen und halbieren. In einer Pfanne Butter oder Butterschmalz zerlassen und Rosenkohl darin von allen Seiten 5 Min. anbraten. Dann bei geschlossenem Deckel 10 Min. weitergaren.

- Inzwischen Granatapfel halbieren, eine Hälfte auspressen und aus der anderen die Kerne auslösen.

- Rosenkohl würzen, mit Saft ablöschen und kurz ziehen lassen. In eine Schüssel umfüllen, Granatapfelkerne und Pistazien untermischen. Auf Teller verteilen und servieren.

Das passt dazu Wild und anderes herzhaftes Fleisch

Bunter Chicorée mit Maracuja W3

Für 4 Portionen

20 Min.

je 2 rote und weiße Chicorée • 1 Prise Meersalz • 2 EL Olivenöl • 100 g Pinienkerne • 2 Maracujas • 1 EL Reissirup

- Chicorée waschen, putzen, halbieren und mit Salz bestreuen. In einer Pfanne im Öl von jeder Seite 5 Min. anbraten. Dann bei geschlossenem Deckel 5 Min. weitergaren.

- Inzwischen Pinienkerne in einer zweiten Pfanne ohne Öl rösten. Maracujas halbieren, das Fruchtfleisch in eine Schale geben und mit Reissirup vermengen.

- Chicorée auf eine Platte geben, die Maracujasauce darübergeben und die Pinienkerne darauf verteilen.

Das passt dazu Wildreis

Variante Die Pinienkerne können auch durch Pistazien ersetzt werden.

Lila Quetschkartoffeln W1

Für 4 Portionen
30 Min. + 20 Min. Backzeit

600–800 g lila Kartoffeln (z. B. Vitelotte, Bleue de la Manche, Salad Blue) • 1 TL Salz • 2 EL Olivenöl • Meersalz • Pfeffer

• Kartoffeln waschen und in Salzwasser 25 Min. garen. Den Backofen auf 180 Grad Ober-/Unterhitze vorheizen.

• Kartoffeln abgießen, auf ein Backblech setzen und mit einer Gabel zerdrücken. Mit Olivenöl beträufeln und im Ofen 20 Min. backen. Dann mit Meersalz und Pfeffer würzen und auf Teller verteilen.

Das passt dazu veganer Kräuterdip

Überbackener Ofenfenchel W3

Für 4 Portionen
35 Min.

2 Fenchelknollen • Salz • 2 Eier • 200 g vegane Sahne • Pfeffer • 1 Kugel veganer Mozzarella

• Fenchel waschen, vierteln und vom Strunk und von den feinen grünen Blättchen befreien, dann in Salzwasser 10 Min. garen.

• Den Backofen auf 180 Grad Ober-/Unterhitze vorheizen.

• Eier mit Sahne verquirlen und mit Salz und Pfeffer würzen. Fenchel in eine Auflaufform geben und mit der Sahne-Ei-Mischung übergießen. Mit in Scheiben geschnittenem veganem Mozzarella belegen und im Ofen in 20 Min. bräunen. Auf Teller verteilen und servieren.

Das passt dazu Nudeln, Reis, Kartoffeln oder kurz gebratenes Fleisch

» Überbackener Ofenfenchel

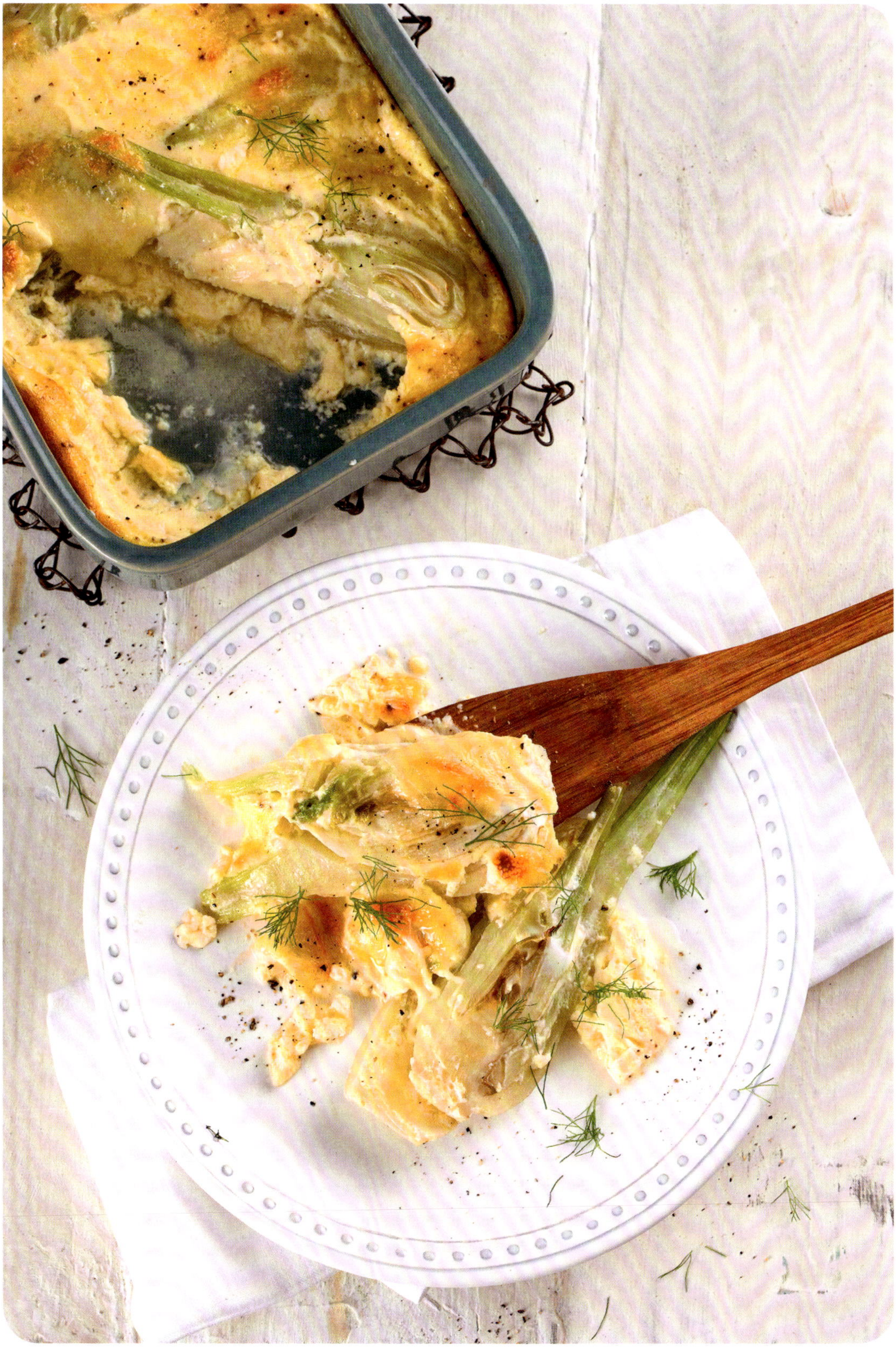

Annakartoffeln W1

Für 4 Portionen
10 Min. + 40 Min. Backzeit

600–800 g festkochende Kartoffeln • 100 g Butter • Meersalz • Pfeffer

- Den Backofen auf 180 Grad Ober-/Unterhitze vorheizen.

- Kartoffeln waschen und in feine Scheiben hobeln. Eine Auflaufform buttern und die Kartoffelscheiben dachziegelartig darin schichten. Salzen, pfeffern und die restliche Butter in Flöckchen darüber verteilen. Kartoffeln im Ofen 40 Min. backen.

Bunte Gemüsepfanne W2

Für 4 Portionen
15 Min.

500 g Gemüse (nach Geschmack und Saison: Paprikaschoten, gelbe Zucchini und Möhren; Butternuss-Kürbis, Zuckerschoten und Pak Choi; Zucchini, Fenchel und Mais; Möhren, Brokkoli und Blumenkohl) • 2 EL Olivenöl • Pfeffer • Salz • ½ TL Gemüsebrühpulver (Seite 78)

- Gemüse waschen, ggf. schälen und klein schneiden. Nur Brokkoli und Blumenkohl in Salzwasser 5 Min. vorgaren.

- Alles in einer Pfanne im Öl 5–10 Min. anbraten, würzen und auf Teller verteilen.

Variante Das Gemüse kann auch mit 200 ml Gemüsebrühe abgelöscht und anschließend püriert werden, um eine Sauce zu Nudeln erhalten.

Gebratener Eierreis W4

Für 4 Portionen
25 Min.

250 g Wildreis • Salz • 3 Frühlingszwiebeln • 1 Pak Choi • 1 gelbe Paprikaschote • 1 Möhre • 3 EL Oliven- oder Rapsöl • 1 TL Gemüsebrühpulver (Seite 78) • 2 EL Macadamiamus oder Tahin • 4 Eier • etwas Coco Aminos (Seite 80) • 1 EL schwarzer Sesam

- Wildreis nach Packungsanleitung in Salzwasser garen. Inzwischen Frühlingszwiebeln waschen und in Ringe schneiden. Gemüse waschen, Möhre schälen und alles in mundgerechte Stücke schneiden.

- Frühlingszwiebeln in einer Pfanne oder einem Wok im Öl anbraten. Gemüse hinzugeben und 5 Min. mitgaren. Mit Gemüsebrühpulver würzen, etwas Wasser hinzufügen und mit geschlossenem Deckel weitere 5 Min. dünsten. Macadamiamus oder Tahin hinzugeben und vermengen.

- Gemüse an den Rand schieben und die Eier auf der freigewordenen Fläche stocken lassen, etwas salzen. Reis hinzufügen und alles vermischen, auf Tellern anrichten, mit Coco Aminos würzen und mit Sesam bestreuen.

Das passt dazu Geschnetzeltes

Gemüse-Schupfnudeln W2

Für 4 Portionen
45 Min.

800 g mehligkochende Kartoffeln • 1 Möhre • 1 Bund Petersilie • 1 TL Salz • 150 g Dinkelmehl Type 630 • 2 Eier • 1 Prise Muskatnuss • etwas Butterschmalz oder Ghee zum Anbraten

- Kartoffeln in Wasser 25 Min. kochen. Inzwischen Möhre schälen, in Stücke schneiden und 20 Min. kochen.

- Kartoffeln noch heiß pellen und zusammen mit der Möhre durch eine Kartoffelpresse drücken.

- Petersilie waschen, fein schneiden und zu der Kartoffelmasse geben. Die weiteren Zutaten untermischen, nicht kneten. Aus der Masse auf der bemehlten Arbeitsfläche 4 Rollen formen, Stücke abschneiden und zu fingerdicken Schupfnudeln rollen.

- Die Schupfnudeln in einer Pfanne mit etwas Butterschmalz rundum ca. 7 Min. ausbacken, dann auf Teller verteilen.

Das passt dazu Fleischgerichte

Variante Für klassische Schupfnudeln 1 kg Kartoffeln verwenden und Möhre sowie Petersilie weglassen. So kann man sie auch als Süßspeise mit Zimt-Kokosblütenzucker und einem Obstmus genießen.

Laubfrösche mit Mangold und Kartoffeln W3

Für 4 Portionen
45 Min. + Backzeit 20 Min.

- 700 g vorwiegend festkochende Kartoffeln
- Salz
- 500 g Mangold
- 1 weiße Zwiebel
- 2 EL Oliven- oder Rapsöl
- 350 g Ajvar
- ca. 200 ml Gemüsebrühe
- 30 g Butter
- 100 ml Pflanzendrink (nach Geschmack)
- 1 Ei
- Pfeffer
- 100 g veganer Käse oder Mandelmus

- Kartoffeln in Salzwasser 25 Min. garen.

- Inzwischen Mangold waschen, Stiele und dicke weiße Rippen entfernen und darauf achten, dass die Blätter möglichst ganz bleiben, dann in kochendem Salzwasser 2 Min. blanchieren und kalt abschrecken. Kartoffeln abgießen und auskühlen lassen.

- Zwiebel würfeln und in einer Pfanne im Öl andünsten. Ajvar hinzufügen und mit etwas Gemüsebrühe verdünnen. Die Sauce 5 Min. köcheln lassen und gegebenenfalls etwas mehr Brühe hinzugeben.

- Inzwischen Kartoffeln pellen und durch eine Kartoffelpresse drücken. Mit Butter, Pflanzendrink und Ei vermengen und mit Salz und Pfeffer abschmecken. Den Backofen auf 180 Grad Ober-/Unterhitze vorheizen.

- Mangoldblätter ausbreiten und von der Kartoffelmasse 2–3 EL auf die vordere Blatthälfte geben und von vorn einrollen. Auf diese Weise alle Blätter füllen. Die Paprikasauce in eine Auflaufform geben, die »Frösche« hineinlegen und geriebenen veganen Käse oder Mandelmus daraufgeben. Alles im Ofen 20 Min. backen, auf Teller verteilen und servieren.

Variante Man kann die Frösche auch mit einer Hackfleischfüllung zubereiten. Falls kein Ajvar vorhanden ist, können auch 2 rote Paprikaschoten gekocht und püriert werden.

Berner Rösti mit Spiegelei W3

Für 4 Portionen
40 Min.

1 kg festkochende Kartoffeln • Salz • 1 Prise Pfeffer • 1 Prise Paprikapulver • etwas Rapsöl zum Anbraten • 4 Eier • 1 TL schwarzer Sesam (optional)

- Kartoffeln schälen und in Salzwasser 25 Min. kochen. Kurz ausdampfen lassen und pellen. Danach grob in eine Schüssel reiben und mit Salz, Pfeffer und Paprikapulver würzen.

- Öl in einer Pfanne erhitzen, Kartoffeln hineingeben, zu einer Rösti drücken und diese von jeder Seite 7 Min. braten.

- In einer zweiten Pfanne die Spiegeleier zubereiten, mit 1 Prise Salz würzen und optional mit schwarzem Sesam bestreuen. Die Rösti vierteln, auf Teller geben und jeweils ein Spiegelei daraufsetzen.

Variante Die Rösti kann natürlich auch süß mit Apfelmus gegessen werden.

Rotkohl mit Granatapfel und Zimt W3

Für 4 Portionen
35 Min.

1 kg Rotkohl • 2 EL Oliven- oder Rapsöl • 2 EL Reissirup oder Honig • 200 ml Granatapfelsaft • 2 Nelken • 3 Wacholderbeeren • 1 Lorbeerblatt • 1 Zimtstange • Salz • Pfeffer • 1 Handvoll Cranberrys

- Rotkohl waschen, vierteln und den Strunk entfernen. Dann den Kohl in feine Scheiben schneiden oder hobeln.

- Anschließend in einem Schnellkochtopf im Öl anbraten, mit Reissirup oder Honig karamellisieren und mit Granatapfelsaft ablöschen. Gewürze und Cranberrys hinzugeben, gut umrühren und bei geschlossenem Topf 25 Min. köcheln lassen. Auf Teller verteilen und servieren.

Das passt dazu Wildgerichte, Kartoffelbeilagen oder Spätzle

Tipp Wird ein normaler Topf genommen, braucht der Kohl 40 Min.

Klassisches Risotto W1

Für 4 Portionen
30 Min.

1 Schalotte • 40 g Butter • 1 EL Olivenöl • 320 g Risottoreis (z. B. Carnaroli, Arborio) • 900 ml Gemüsebrühe • Salz • Pfeffer

- Schalotte fein schneiden. In einem Topf 1 EL Butter und Öl erhitzen und Schalotte andünsten. Reis hinzufügen und 3 Min. anschwitzen. Gemüsebrühe erhitzen und 1 Kelle davon zum Reis geben. Unter regelmäßigem Rühren nach und nach weitere Brühe hinzugeben und immer wieder warten, bis der Reis die Brühe aufgesogen hat.

- Abschmecken und gegebenenfalls mit Salz und Pfeffer nachwürzen. Am Ende der Garzeit restliche Butter unterrühren. Das Risotto auf Teller verteilen.

Variante Das Risotto kann auch mit etwas verträglichem Weißwein (ab Woche 4) zubereitet werden. Dann 60 ml Wein nehmen, den Reis damit ablöschen und insgesamt nur 800 ml Brühe verwenden. Das Risotto kann außerdem mit in der Pfanne angebratenem grünem Spargel oder vorgegarten Maronen aufgepeppt werden.

Risotto mit Pilzen W3

Für 4 Portionen
40 Min.

1 Schalotte • 40 g Butter • 2 EL Olivenöl • 320 g Risottoreis (z. B. Carnaroli, Arborio) • 900 ml Gemüsebrühe • 200 g Pfifferlinge • 200 g Kräuterseitlinge • 1 weiße Zwiebel • 3 Zweige Thymian • 1 Stängel Salbei • Pfeffer • Salz • 4 EL veganer Parmesan

- Schalotte fein schneiden. In einem Topf 1 EL Butter und 1 EL Öl erhitzen und Schalotte andünsten. Reis hinzufügen und 3 Min. anschwitzen. Brühe erhitzen und 1 Kelle davon zum Reis geben. Unter regelmäßigem Rühren nach und nach weitere Brühe hinzugeben und immer wieder warten, bis der Reis die Brühe aufgesogen hat.

- Pilze säubern und klein schneiden. In einer Pfanne mit Öl anbraten. Zwiebel schälen, würfeln und hinzufügen. Kräuter waschen, die Blättchen zu den Pilzen geben, 10 Min. dünsten und mit Pfeffer und Salz würzen.

- Risotto abschmecken. Am Ende der Garzeit restliche Butter unterrühren. Das Risotto auf Teller verteilen, mit dem Pilzgemüse garnieren und mit gehobeltem veganem Parmesan bestreuen.

Tipp Sind die Pilze ganz frisch, sind sie auch histaminarm.

» Risotto mit Pilzen

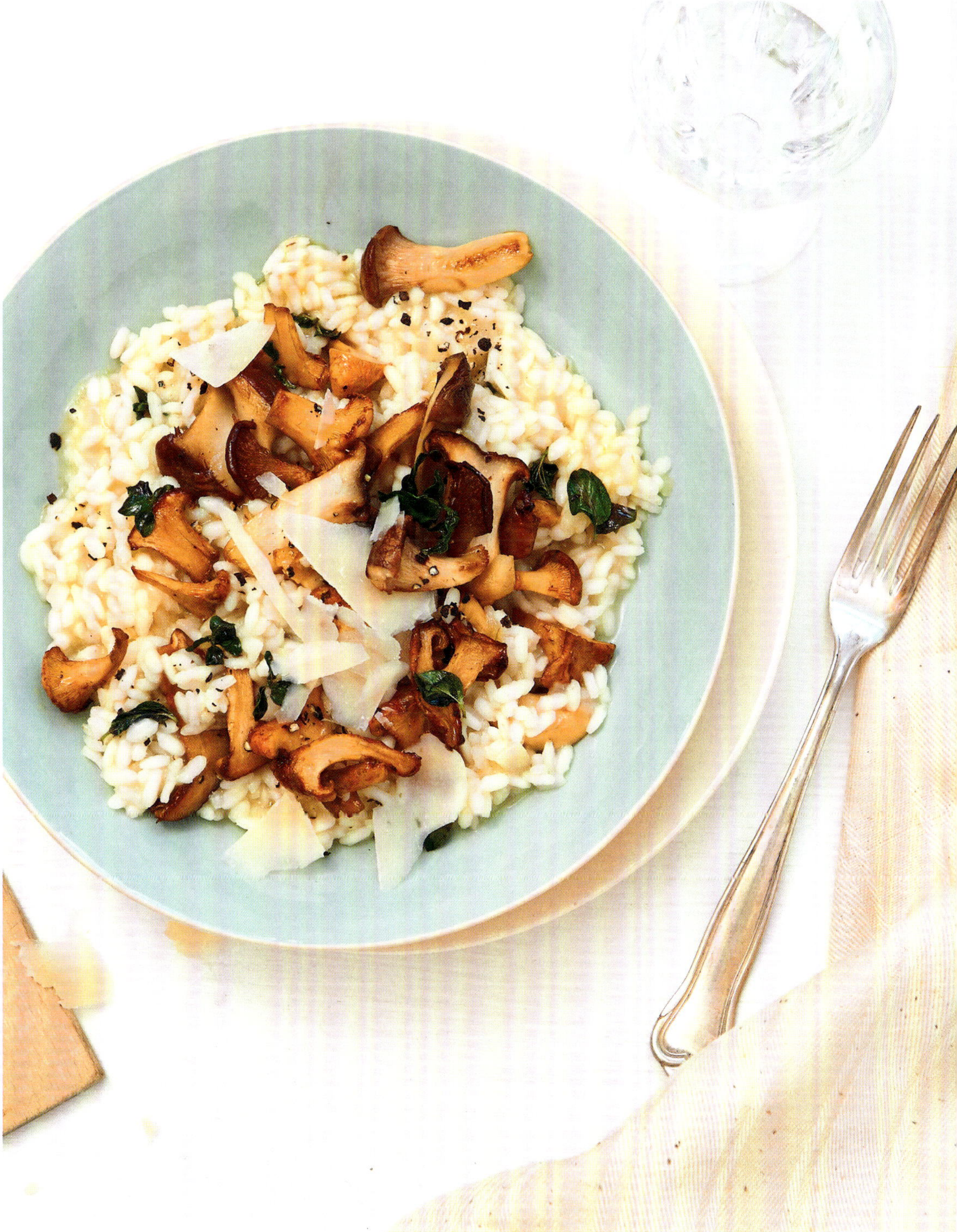

GEBÄCK UND SÜSSES

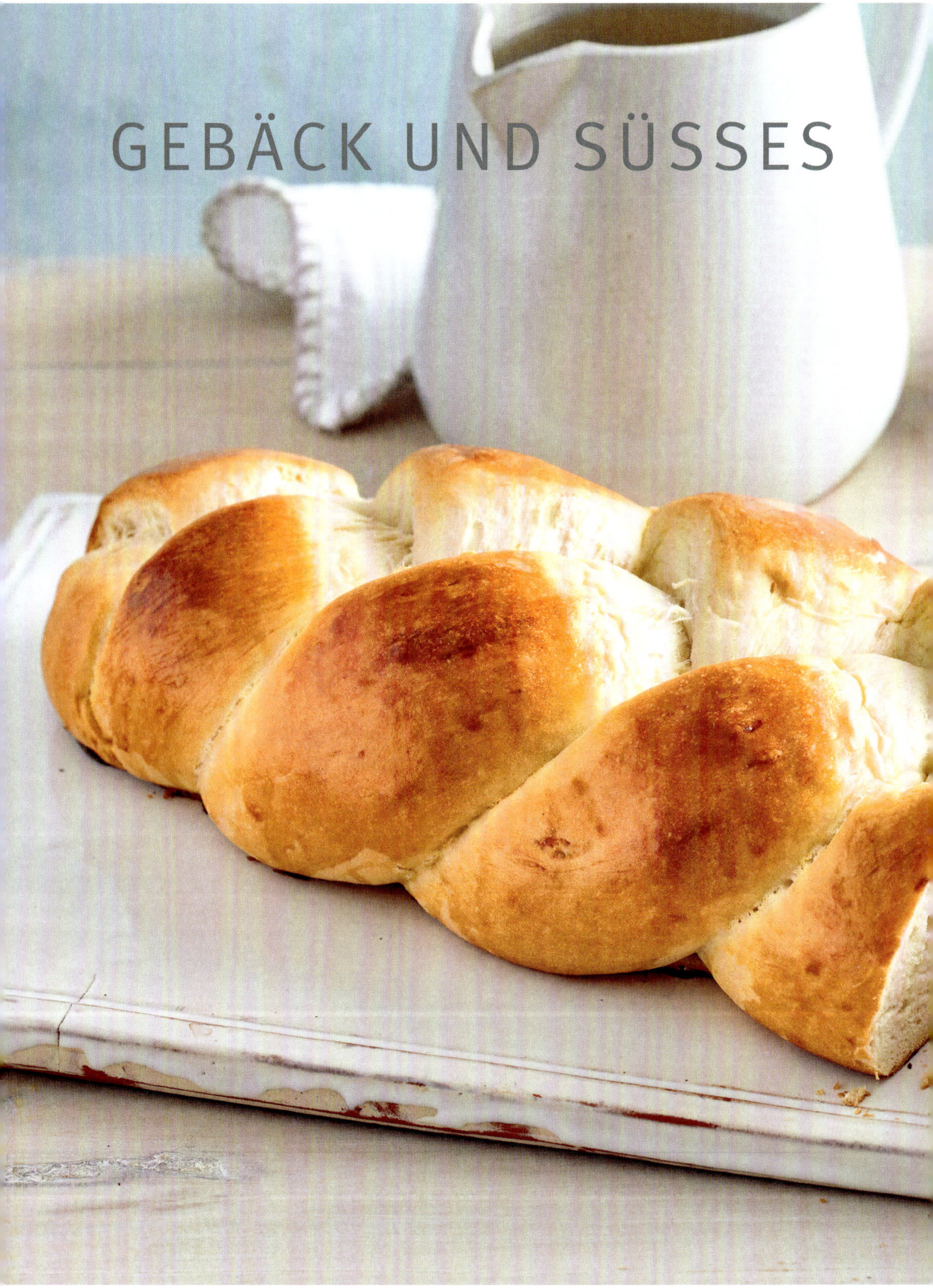

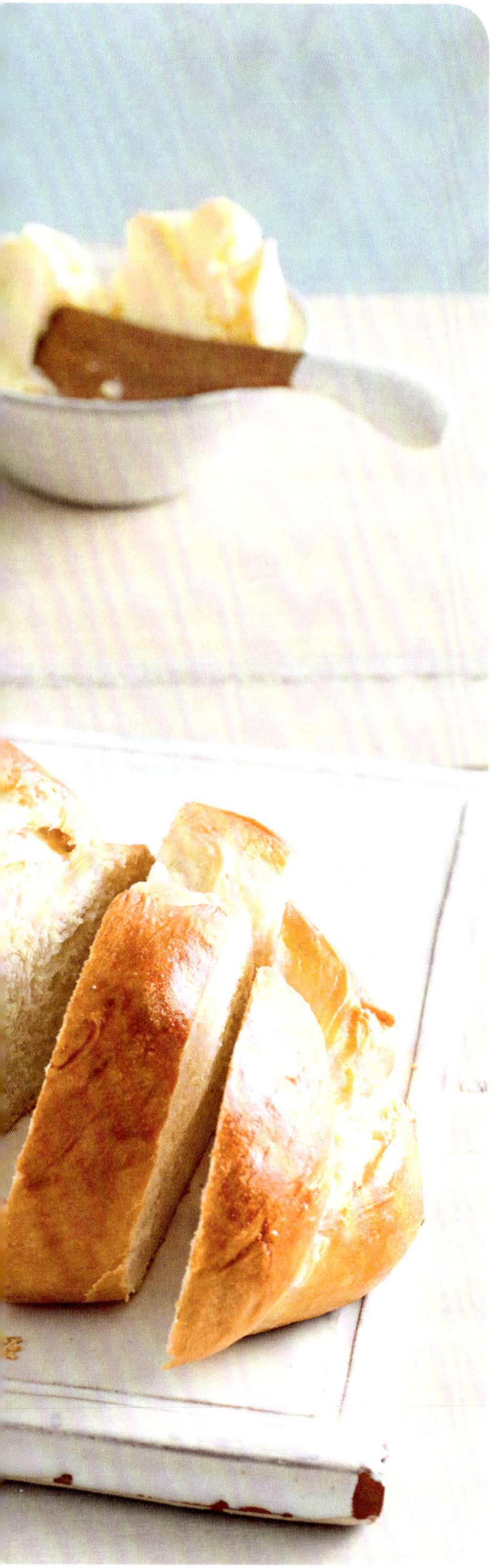

Dinkelzopf W2

Ergibt 1 Zopf

⏲ 15 Min. + 2 Std. Gehzeit + 30 Min. Backzeit

½ Würfel Hefe • 30 g Rohrohrzucker • 100 ml Pflanzendrink (nach Geschmack) • 1 MSP Vanillemark • 3 EL Butter • 500 g Dinkelmehl Type 630 • ½ TL Salz • 1 Ei

- Hefe mit 100 ml lauwarmem Wasser und Zucker verrühren und kurz stehen lassen. Restliche Zutaten, bis auf das Ei, hinzufügen und mit dem Handrührgerät verkneten. An einem warmen Ort 1 Std. gehen lassen.

- Aus dem Teig 3 Rollen formen und daraus einen Zopf flechten. Den Zopf auf ein mit Backpapier ausgelegtes Backblech legen und nochmals 1 Std. gehen lassen.

- Den Backofen auf 200 Grad Ober-/Unterhitze vorheizen.

- Den Zopf mit verquirltem Ei bepinseln und im Ofen 30 Min backen. Abkühlen lassen und aufschneiden.

Aprikosentarte mit Rosmarin W3

Ergibt 1 Tarte

15 Min. + 30 Min. Ruhezeit

50 g Rohrohrzucker • 250 g Dinkelmehl Type 630 • 1 Prise Salz • 125 g kalte Butter • 1 Ei • 500 g Aprikosen • 2 Zweige Rosmarin • 2 EL Pflanzendrink (nach Geschmack) • 25 g Kokosblütenzucker

- Rohrohrzucker, Mehl, Salz, Butter und Ei in einer Schüssel mit dem Handrührgerät verkneten, dann 30 Min. kalt stellen.

- Aprikosen waschen, halbieren, entkernen und in dünne Scheiben schneiden. Den Backofen auf 200 Grad Ober-/Unterhitze vorheizen.

- Den Teig auf der bemehlten Arbeitsfläche rund ausrollen, auf ein mit Backpapier belegtes Blech heben und mit Aprikosen belegen. Dabei soll ein 2 cm breiter Rand frei bleiben. Rosmarin waschen, abzupfen und über die Aprikosen streuen. Den Teigrand einrollen, mit Pflanzendrink bestreichen und mit Kokosblütenzucker bestreuen.

- Die Aprikosentarte im Ofen 30 Min. backen. Abkühlen lassen und in Stücke schneiden.

Variante Auch mit Pfirsichen oder Äpfeln kann die Tarte belegt werden, dann den Rosmarin weglassen.

Weinbergpfirsich-Pistazien-Hörnchen W4

Ergibt 16 Stück

20 Min. + ca. 15 Min. Backzeit

1 Pck. Dinkel-Blätterteig (aus dem Kühlregal) • 8 Weinbergpfirsiche • 100 g gehackte Pistazien • 2 EL Honig • 1 Eigelb • 2 EL Pflanzendrink (nach Geschmack)

- Blätterteig in 16 Dreiecke teilen. Den Backofen auf 200 Grad Ober-/Unterhitze vorheizen.

- Pfirsiche waschen, halbieren, entkernen, würfeln, gleichmäßig auf dem Teig verteilen und mit Pistazien bestreuen. Honig erwärmen und über die Pfirsiche geben.

- Die Teiglinge zu Hörnchen aufrollen und auf ein mit Backpapier belegtes Blech legen. Ei und Pflanzendrink verquirlen und die Hörnchen damit bestreichen. Im Ofen ca. 15 Min. backen, bis eine schöne Bräunung entstanden ist.

Rhabarberstrudel W4

Ergibt 1 Strudel

30 Min. + 30 Min. Ruhezeit + 45 Min. Backzeit

Für den Strudelteig
- 250 g Dinkelmehl Type 405
- 1 Prise Salz
- 1 Ei
- 1 EL Rapsöl
- 1 EL Apfelessig

Für den Belag
- 60 g Butter
- 120 g Dinkel-Semmelbrösel
- 2 EL Pflanzendrink (nach Geschmack)
- 2 EL Rohrohrzucker, fein gemahlen

Für die Füllung
- 1 kg Rhabarber
- 100 g gehackte Mandeln
- 1 TL Zimt
- 3 EL Honig

- Zutaten für den Strudelteig zusammen mit 125 ml Wasser mit dem Handrührgerät verkneten und 30 Min. abgedeckt ruhen lassen.

- Den Teig auf einem mehlierten Geschirrtuch ganz fein ausrollen. Die Hälfte der Butter für den Belag zerlassen und die Brösel darin anrösten. Mit der restlichen Butter den Teig bestreichen. Anschließend die Brösel darauf verteilen.

- Für die Füllung den Rhabarber schälen, in 3 cm lange Stücke schneiden und mit Mandeln, Zimt und Honig vermischen. Den Backofen auf 180 Grad Umluft vorheizen.

- Die Rhabarber-Mischung auf dem Strudelteig verteilen. Dabei sollte rundum ein Rand von 5 cm frei bleiben. Den Strudel mithilfe des Geschirrtuches einrollen. Die Enden fest andrücken. Mit Pflanzendrink bestreichen und im Ofen 45 Min. backen. Herausnehmen und mit Zucker bestreuen.

Variante Alternativ eignen sich auch Boskop-Äpfel, Pfirsiche, Mirabellen, Stachelbeeren oder Heidelbeeren für die Füllung. Bei süßem Obst ist kein Honig nötig.

Tipp Der Essig ist nötig, damit der Teig später nicht zerreißt und unschöne Löcher entstehen.

Minigugelhupf mit Mohn und Vanille W4

Ergibt 12 Stück
10 Min. + 18 Min. Backzeit

140 g Butter • 80 g Honig • 1 Prise Salz • 1 Pck. Vanillezucker • 4 Eier • 75 g vegane Streichcreme oder vegane Sahne • 25 g Mohn • 1 TL Backpulver • 180 g Dinkelmehl Type 630

- Den Backofen auf 180 Grad Ober-/Unterhitze vorheizen.
- Butter, Honig, Salz und Vanillezucker in einer Schüssel mit dem Handrührgerät schaumig schlagen. Eier, Streichcreme oder Sahne, Mohn, Backpulver und Mehl hinzufügen und gut vermischen.
- Den Teig in 12 Minigugelhupf- oder alternativ in Muffinformen füllen und im Ofen 18 Min. backen.

Variante Statt Mohn können Sie gehackte Pistazien verwenden.

Macadamia-Hafer-Kekse W3

Ergibt ca. 25 Stück
10 Min. + 15–20 Min. Backzeit

125 g Butter • 40 g Kokosblütenzucker • 40 ml Reissirup • 80 g Haferflocken (Feinblatt) • 60 g Haferflocken (Großblatt) • 60 g gemahlene Macadamianüsse • 80 g Dinkelmehl Type 630 • 1 Prise Salz

- Den Backofen auf 180 Grad Ober-/Unterhitze vorheizen und 2 Backbleche mit Backpapier auslegen.
- Alle Zutaten mit dem Handrührgerät vermischen. Mithilfe eines Eisportionierers Teigportionen abnehmen, auf die Bleche setzen und etwas flach drücken. Die Kekse im Ofen 15–20 Min. backen. Danach gut abkühlen lassen.

Variante Weihnachtlich werden sie mit 1 MSP Ingwer, Zimt oder Lebkuchengewürz.

» Macadamia-Hafer-Kekse

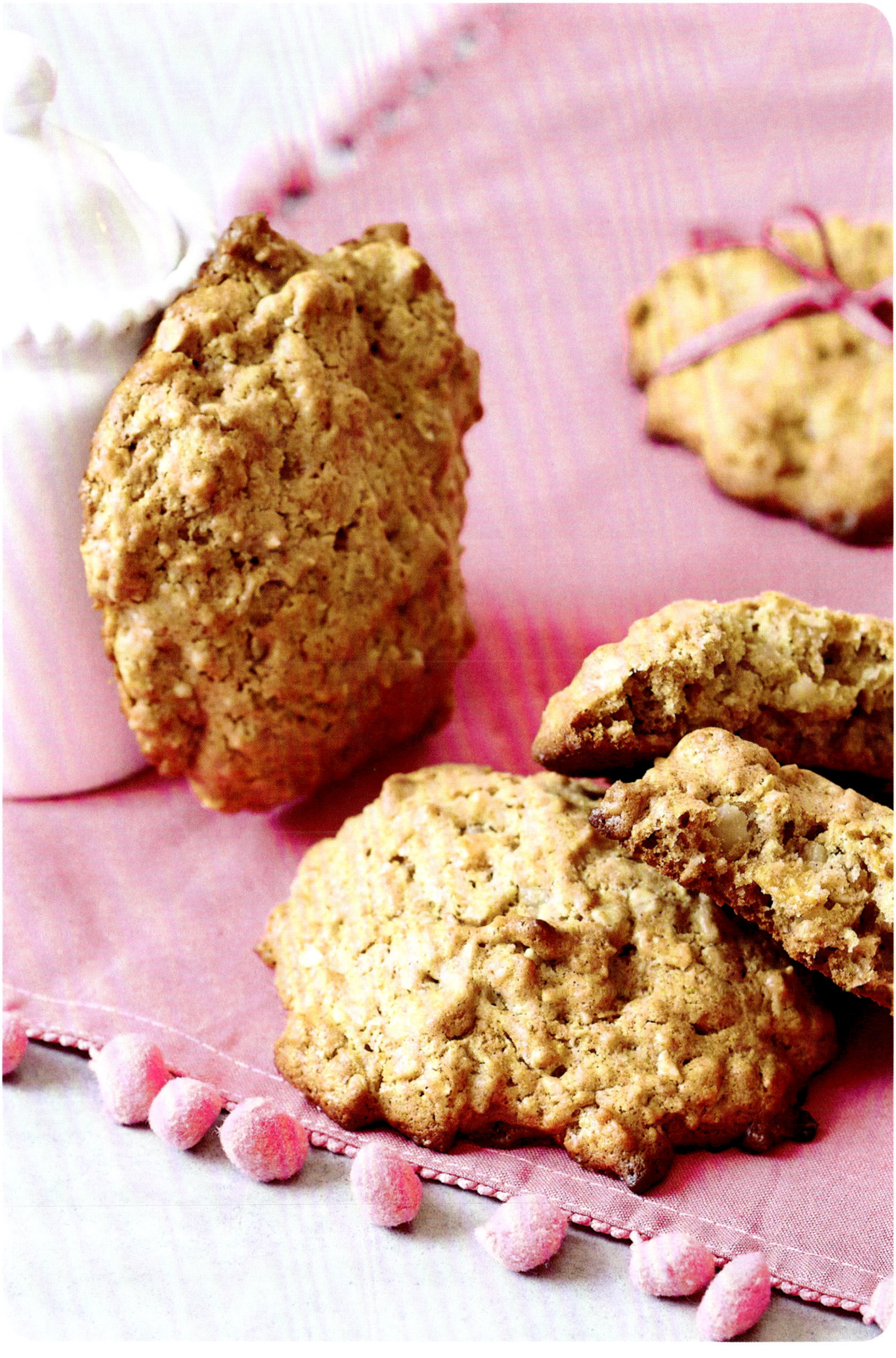

Fruchtküchle W3

Für 4 Portionen
25 Min.

4 Äpfel oder Nektarinen • 1 EL Honig • 250 g Dinkelmehl Type 630 • 3 Eier • 250 ml Pflanzendrink (Hafer oder Mandel) • 3 EL Butter zum Anbraten • 1 EL Kokosblütenzucker • 1 TL Zimt

- Äpfel schälen, Nektarinen mit heißem Wasser überbrühen und häuten. Dann das Kerngehäuse der Äpfel ausstechen und die Früchte in Ringe schneiden. Nektarinen halbieren, entkernen und in Spalten schneiden.

- Aus Honig, Mehl, Eiern und Pflanzendrink einen flüssigen Teig anrühren.

- Butter in einer Pfanne zerlassen, Obst im Teig wälzen und in der Pfanne von beiden Seiten ausbacken. Noch heiß mit Zimt-Kokosblütenzucker bestreuen und warm genießen.

Rhabarber-Crumble W4

Für 12 Portionen
15 Min. + 25 Min. Backzeit

100 g gehackte Pistazien • 100 g Dinkelmehl Type 630 • 2 EL Rohrohrzucker • 1 TL Zimt • 1 Prise Salz • 100 g kalte Butter • 800 g Rhabarber

- Den Backofen auf 180 Grad Ober-/Unterhitze vorheizen. Alle Zutaten, bis auf Rhabarber, in einer Schüssel mit dem Handrührgerät verkneten. Rhabarber schälen und würfeln.

- Rhabarber auf 12 feuerfeste Förmchen verteilen und den Teig als Streusel darübergeben. Den Crumble im Ofen 25 Min. backen und warm servieren.

Beeren-Schichtdessert mit Crunch W3

Für 4 Portionen
10 Min.

1 Pck. vegane Streichcreme oder veganer Frischkäse • 1 EL Honig • etwas Pflanzendrink (nach Bedarf) • 200 g selbst gemachtes Müsli (Seite 92) • 400 g Beeren (Heidel-, Stachel- oder Brombeeren)

- Vegane Streichcreme oder Frischkäse mit Honig verrühren, evtl. etwas Pflanzendrink hinzugeben, um eine cremigere Konsistenz zu erhalten.

- Die Creme schichtweise mit dem Müsli und den Früchten in Gläsern anrichten.

Bratapfel mit Pistazien und Cranberrys W3

Für 4 Portionen
10 Min. + 30 Min. Backzeit

4 Äpfel • 60 g Butter • 50 g Pistazien • 2 EL Honig • 30 g Cranberrys • 50 g Dinkel-Semmelbrösel • ½ TL Zimt

- Backofen auf 180 Grad Ober- und Unterhitze vorheizen.

- Äpfel waschen und das Kerngehäuse ausstechen. Eine Auflaufform mit Butter einfetten und die Äpfel hineinstellen. Pistazien hacken und mit Honig und Cranberrys vermengen. Die Masse in die Äpfel füllen und alles abgedeckt im Ofen 30 Min. backen.

- Inzwischen restliche Butter zerlassen und Brösel und Zimt einrühren. Die Äpfel auf Teller verteilen und mit der Brösel-Zimt-Mischung garnieren.

Mangocreme W3

Für 4 Portionen
5 Min. + 1 Std. Kühlzeit

1 reife Mango • 200 ml Kokosmilch • 1 EL Reissirup • 1 Prise gemahlener Kardamom

- Die Mango schälen, entsteinen und mit Kokosmilch und Reissirup im Standmixer pürieren. Die Creme mit Kardamom abschmecken und in Schalen füllen. Vor dem Servieren mind. 1 Std. kalt stellen.

Tipp Mit Kokosflocken bestreut schmeckt dieses Dessert auch wunderbar.

Veganes Heidelbeer-Kokos-Eis W4

Für 4 Portionen
5 Min.

20 g Kokosraspel • 500 g TK-Heidelbeeren • 200 g Kokosmilch • 50 g Kokosmus • 1 MSP Vanillemark • 1 EL Reissirup • 100 g frische Heidelbeeren zum Garnieren

- Alle Zutaten, bis auf die Früchte für die Garnitur, im Standmixer pürieren und in Schalen füllen. Mit den frischen Heidelbeeren garnieren und sofort servieren.

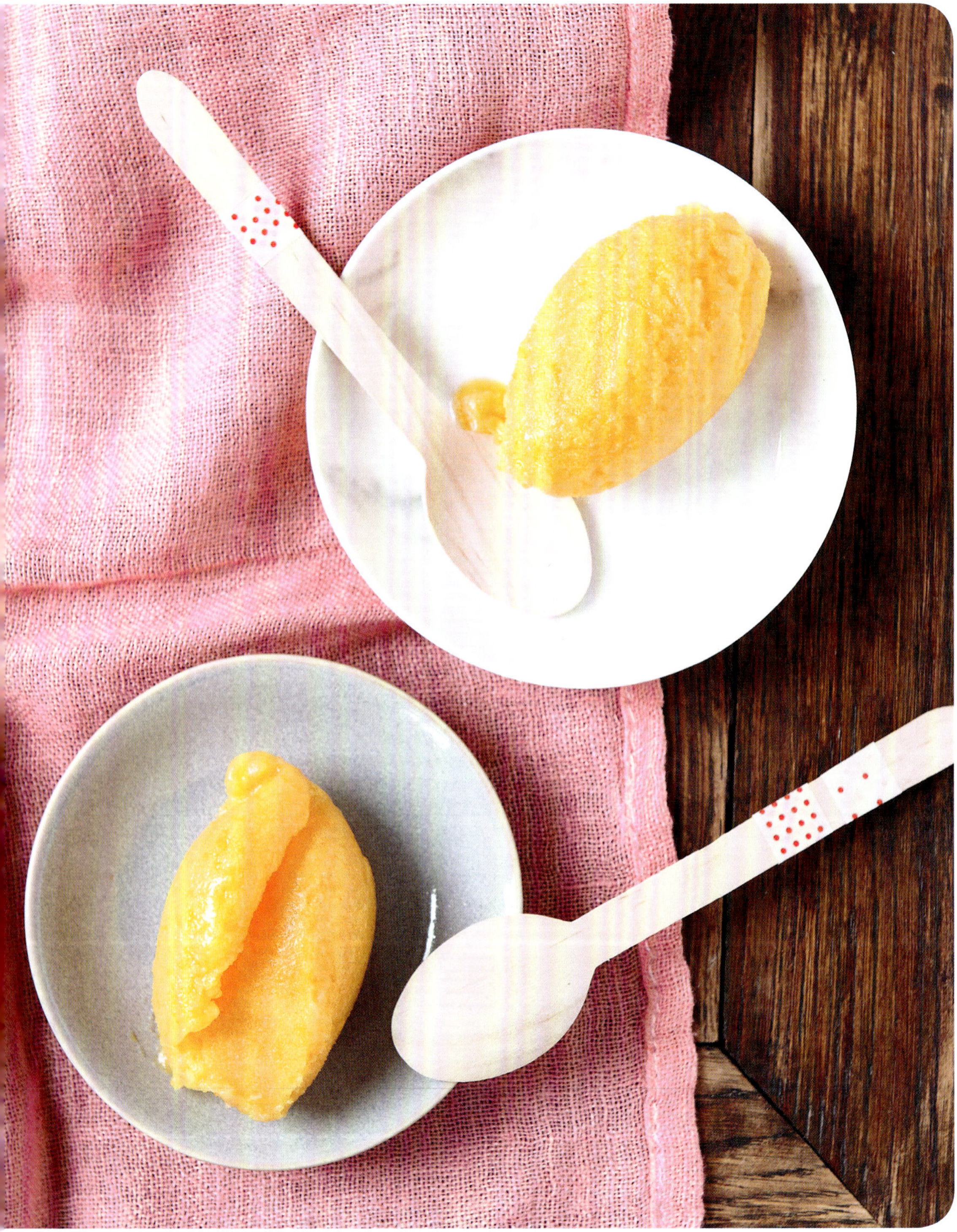

Pfirsich-Sorbet W3

Für 4 Portionen
5 Min.

500 g TK-Pfirsiche • 2 EL Kokosblütenzucker

- Die gefrorenen Früchte mit dem Kokosblütenzucker im Standmixer pürieren, bis die Masse schön cremig ist. Sofort servieren, bevor das Sorbet schmilzt!

Veganes Mandeleis W4

Für 4 Portionen
10 Min. + 12 Std. Kühlzeit

Mark von ½ Vanilleschote • 2 EL Honig • 1 Prise Salz • 350 ml Mandeldrink • 150 g vegane Sahne • 150 g weißes Mandelmus

- Vanillemark, Honig und Salz in einer Schüssel vermischen. Mandeldrink, vegane Sahne und Mandelmus hinzufügen und mit dem Handrührgerät schaumig schlagen. Die Masse in eine Schale geben, abdecken und im Tiefkühlfach 12 Std. gefrieren lassen.

Das passt dazu Schmeckt mit winterlichem Apfelkompott oder heißen Kirschen.

Variante Es kann jedes andere Nussmus verwendet werden wie Pistazie, Macadamia-, Para- oder Pekannuss.

Mirabellenknödel mit Butterbröseln W2

Ergibt 16 Stück
45 Min.

750 g mehligkochende Kartoffeln (z. B. Gunda) • 1 Ei • 150 g Dinkelmehl Type 630 • 16 Mirabellen • Salz • 50 g Butter • 80 g Dinkel-Semmelbrösel

- Kartoffeln in Wasser 25 Min. kochen. Kurz ausdampfen lassen, pellen und durch eine Kartoffelpresse pressen. Mit Ei und Mehl vermengen, dabei nicht allzu fest kneten.

- Mirabellen waschen und entkernen. Den Kartoffelteig zu einer Rolle formen und in 16 Scheiben schneiden. Jeweils in die Mitte eine Mirabelle drücken und den Teig darüber verschließen.

- In einem Topf Salzwasser zum Kochen bringen und die Knödel darin 10 Min. garen. Inzwischen Butter schmelzen, die Brösel hinzufügen und damit die fertigen Knödel garnieren.

Variante Die Knödel können auch ganz klassisch als Zwetschgenknödel zubereitet werden.

« Pfirsich-Sorbet

ERNÄHRUNGSPROTOKOLL

Mithilfe eines Ernährungsprotokolls finden Sie heraus, welche Lebensmittel Ihnen unter welchen Umständen Probleme bereiten und welche unbedenklich sind. Ein solches Protokoll können Sie schon während des 4-Wochen-Programms führen, aber vor allem danach macht es Sinn, Ihren Speiseplan nach und nach wieder zu erweitern.

Lebensmittel	vertrage ich immer gut (roh oder gegart?)	vertrage ich nie (roh oder gegart?)

vertrage ich nicht immer (wann?)	Triggerfaktoren (z. B. Wetter, Pollen, Medikamente, Alkohol, aufgewärmt etc.)

GESUNDHEITS-FRAGEBOGEN

Beginn 4-Wochen-Programm

Dieser Fragebogen sollte zu Beginn und zum Ende des 4-Wochen-Programms ausgefüllt werden, damit deutlich wird, welche Symptome bestehen und wie sie sich dank der Ernährungsumstellung verändern. Bewerten Sie die Symptome je nach Schweregrad auf einer Punkteskala von 0 bis 4, wobei 0 für keine und 4 für schwere Beschwerden steht. Zählen Sie anschließend die Punkte zusammen. Vergleichen Sie dann die Gesamtpunktzahl vor und nach dem Programm, um zu sehen, wie stark sich Ihr Gesundheitszustand verbessert hat. So haben Sie Ihre Fortschritte schwarz auf weiß vor sich, wenn Sie die Veränderung nicht schon an Ihrem steigenden Wohlbefinden bemerkt haben.

Symptom*	0	1	2	3	4
tränende, juckende Augen					
trockene Augen					
Gelenkschmerzen					
Gelenkschwellung					
Muskelschmerzen					
Steifigkeitsgefühl					
Schwächegefühl der Muskulatur					
Heißhunger					
Wassereinlagerung					
Akne					
trockene Haut					
Urtikaria (Nesselsucht)					
Ausschlag/Neurodermitis-Ausprägung					
Schwitzen					
Sodbrennen					
Übelkeit/Erbrechen					
Durchfall					
Verstopfung					
Magen-Darm-Schmerzen					
schneller Herzschlag					
Kopfschmerzen					
Migräne					
Schwindel					
verschleimte Bronchien					
Atembeschwerden					
Kurzatmigkeit					
Räusperzwang					
geschwollene Lippen					
verstopfte Nase					
laufende Nase					
starke Schleimbildung					
Einschlafprobleme					
Durchschlafprobleme					
Müdigkeit					
Erschöpfung					
Hyperaktivität					
Angst					
Depression					
Reizbarkeit					
schlechtes Konzentrationsvermögen					
»vernebeltes« Gehirn					
häufiges Kranksein					
häufiger Harndrang					
Brennen beim Wasserlassen					
Dysmenorrhoe (Schmerzen bei Periode)					
verlängerte Blutung bei Periode					
unregelmäßige Blutung bei Periode					
Mittelschmerz/Ovulationssyndrom					
Gesamt					

* 0 für keine und 4 für schwere Beschwerden

GESUNDHEITS-FRAGEBOGEN

Ende 4-Wochen-Programm

Symptom*	0	1	2	3	4
tränende, juckende Augen					
trockene Augen					
Gelenkschmerzen					
Gelenkschwellung					
Muskelschmerzen					
Steifigkeitsgefühl					
Schwächegefühl der Muskulatur					
Heißhunger					
Wassereinlagerung					
Akne					
trockene Haut					
Urtikaria (Nesselsucht)					
Ausschlag/Neurodermitis-Ausprägung					
Schwitzen					
Sodbrennen					
Übelkeit/Erbrechen					
Durchfall					
Verstopfung					
Magen-Darm-Schmerzen					
schneller Herzschlag					
Kopfschmerzen					
Migräne					
Schwindel					
verschleimte Bronchien					
Atembeschwerden					
Kurzatmigkeit					
Räusperzwang					
geschwollene Lippen					
verstopfte Nase					
laufende Nase					
starke Schleimbildung					
Einschlafprobleme					
Durchschlafprobleme					
Müdigkeit					
Erschöpfung					
Hyperaktivität					
Angst					
Depression					
Reizbarkeit					
schlechtes Konzentrationsvermögen					
»vernebeltes« Gehirn					
häufiges Kranksein					
häufiger Harndrang					
Brennen beim Wasserlassen					
Dysmenorrhoe (Schmerzen bei Periode)					
verlängerte Blutung bei Periode					
unregelmäßige Blutung bei Periode					
Mittelschmerz/Ovulationssyndrom					
Gesamt					

[illegible] für keine und 4 für [illegible]hwere Beschwerden

Rezept- und Zutatenverzeichnis

Stichwortverzeichnis

Empfehlungen von Dr. med. Daniela Oltersdorf

Im Folgenden finden Sie weiterführende Informationen

Weiterführende Buchtipps

Jarisch R. **Histaminintoleranz – Ursachen, Symptome, Behandlung: Alles für ein beschwerdefreies Leben.** Stuttgart: TRIAS; 2021

Oltersdorf D. **Familienküche frei von Laktose, Fructose, Histamin.** Stuttgart: TRIAS; 2022

Scheip T. **Histamin-Intoleranz – Diagnose finden, Auslöser erkennen, Ernährung anpassen.** 4. Aufl. Stuttgart: TRIAS; 2020

Weaver L. **Was soll ich eigentlich noch essen? Wie Sie die Ernährung finden, die zu Ihnen passt.** Stuttgart: TRIAS; 2018

Mommert-Jauch P. **Embodiment – Die Wechselwirkung zwischen Körper & Seele.** Stuttgart: TRIAS; 2021

Liste verträglicher Lebensmittel bei einer HIT

Schweizerische Interessengemeinschaft Histamin-Intoleranz (SIGHI): https://www.mastzellaktivierung.info/downloads/foodlist/11_FoodList_DE_alphabetisch_mitKat.pdf

Bibliografische Information der Deutschen Nationalbibliothek
Die Deutsche Nationalbibliothek verzeichnet diese Publikation in der Deutschen Nationalbibliografie; detaillierte bibliografische Daten sind im Internet über http://dnb.d-nb.de abrufbar.

Programmplanung: Uta Spieldiener
Projektmanagement: Anja Bippus
Redaktion: Franziska Sorgenfrei
Bildredaktion: Christoph Frick, Marie Crämer

Umschlaggestaltung: © Thieme
Layout: CYCLUS · Visuelle Kommunikation, Stuttgart

Bildnachweis:
Covergestaltung: © Thieme
Bildnachweis Cover und S. 3: © New Africa/stock.adobe.com
Autorinnenfoto: © adamART / Marlon Adam
Foodfotos: © A. Rogge & J. Jankovic/Thieme, außer: S. 21, 98, 103, 106, 116/117, 130, 138, 143, 157, 163, 166 © S.Bütow/Thieme; S. 79, 135 © A. Schütz/Thieme; S. 129 © M. Bergmann/Thieme
Sonstige Fotos im Innenteil: S. 6, 8, 28, 57, 58 © adam ART / Marlon Adam; S. 27 © exclusive-design/stock.adobe.com; S. 36 © baibaz/stock.adobe.com; S. 42 © George Dolgikh/stock.adobe.com; S. 65 © Sven Hastedt/stock.adobe.com; S. 68 © m________k____/stock.adobe.com; S. 75 © Dmitry Naumov/stock.adobe.com
Zeichnungen: Susi Schaaf, Bellheim

1. Auflage 2023

TRIAS Verlag in Georg Thieme Verlag KG
Rüdigerstraße 14, 70469 Stuttgart, Germany
www.trias-verlag.de

Printed in Germany

Satz und Repro: Fotosatz Buck, Kumhausen
Druck: Westermann Druck Zwickau GmbH, Zwickau

Gedruckt auf chlorfrei gebleichtem Papier

ISBN 978-3-432-11693-8 1 2 3 4 5 6

Auch erhältlich als E-Book:
eISBN (ePub) 978-3-432-11694-5